健身气功

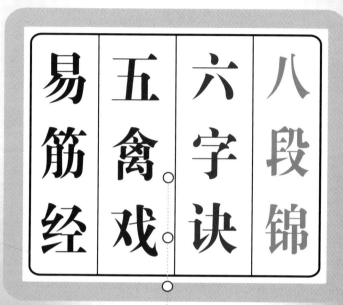

易筋经　五禽戏　六字诀　八段锦

国家体育总局健身气功管理中心　编

U0251058

人民体育出版社

图书在版编目（CIP）数据

健身气功：易筋经、五禽戏、六字诀、八段锦／国家体育总局健身气功管理中心编. -- 北京：人民体育出版社，2005 (2022.9重印)

ISBN 978-7-5009-2875-1

Ⅰ.①健… Ⅱ.①国… Ⅲ.①气功—健身运动 Ⅳ.①R214

中国版本图书馆CIP数据核字(2022)第137695号

*

人民体育出版社出版发行
北京中科印刷有限公司印刷
新 华 书 店 经 销

*

787×960 16开本 15.75印张 188千字
2005年10月第1版 2022年9月第16次印刷
印数：99,901—104,900册

*

ISBN 978-7-5009-2875-1
定价：72.00元

社址：北京市东城区体育馆路8号（天坛公园东门）
电话：67151482（发行部） 邮编：100061
传真：67151483 邮购：67118491
网址：www.psphpress.com
（购买本社图书，如遇有缺损页可与邮购部联系）

健身气功新功法丛书
编　委　会

主　任：王国琪（国家体育总局健身气功管理中心主任）

副主任：冀运希（国家体育总局健身气功管理中心党委书记）

　　　　邹积军（国家体育总局健身气功管理中心副主任）

　　　　王　岚（国家体育总局健身气功管理中心主任助理）

编　委：周荔裳（国家体育总局健身气功管理中心特约

　　　　　　　　研究员、人民体育出版社编审）

　　　　黄　伟（国家体育总局健身气功管理中心活动

　　　　　　　　培训部主任）

　　　　丁　东（国家体育总局健身气功管理中心科研部主任）

　　　　张　征（国家体育总局健身气功管理中心理论宣传部主任）

　　　　孟祥瑞（国家体育总局健身气功管理中心理论宣传部副主任）

　　　　石爱桥（武汉体育学院副教授）

　　　　虞定海（上海体育学院教授）

　　　　涂人顺（中国中医研究院西苑医院主治医师）

　　　　杨柏龙（北京体育大学副教授）

《易筋经》编写人员

　　　　石爱桥、项汉平、陈　晴、雷　斌、王广兰

《五禽戏》编写人员

　　　　虞定海、吴京梅、王　震、崔永胜、康任侠

《六字诀》编写人员

　　　　张明亮、茹　凯、苏学良、涂人顺

　　　　刘天君、吴金鹏、李　芾、田　英

《八段锦》编写人员

　　　　杨柏龙、刘玉萍、王安利、周小青、黄铁军、曾云贵

八段锦
六字诀
五禽戏
易筋经

总　序

党的十六大明确提出了全面建设小康社会的宏伟目标。小康社会不仅体现在经济发展的指数上，更体现在人们的生活水平、生活质量的提高上。因此，大力构建全民健身体系，积极开展全民健身运动，不断提高全民健康水平，是全面实现小康社会的重要课题。

健身气功是以自身形体活动、呼吸吐纳、心理调节相结合为主要运动形式的民族传统体育项目。气功源远流长，汉代《尚书》里就有习练"宣导郁淤""通利关节"的"大舞"或"消肿舞"治病的记载。在湖南长沙马王堆出土的西汉文物中也有多处关于气功的描述。新中国成立后，在党和政府的关心、支持下，气功得到了继承和发展。近年来，在

气功发展过程中出现了一些人借机宣扬愚昧迷信和唯心主义，甚至危害社会政治稳定的情况，对此必须引起高度重视，旗帜鲜明地加以反对。同时我们也应看到，气功以其简单易学、动作舒缓、对场地和器材要求不高、健身效果良好等特点，仍然深受广大群众特别是中老年群众喜爱，在推动全民健身运动、满足多元化体育健身需求方面发挥着积极的作用。

新世纪初，如何使健身气功这一中华民族优秀文化传统不断发扬光大、更好地为广大群众强身健体服务，是摆在体育工作者面前一项重大而现实的课题。江泽民同志在庆祝中国共产党成立八十周年大会的讲话中指出："我国几千年历史留

下了丰富的文化遗产，我们应该取其精华，去其糟粕，结合时代精神加以继承和发展，做到古为今用。"正是基于此，在国家体育总局的领导下，按照"讲科学，倡主流，抓管理"的工作总体思路，在广泛调研的基础上，健身气功管理中心决定从挖掘整理优秀传统养生健身功法入手，编创健身气功新功法，积极引导群众开展健康文明的健身气功活动，满足广大群众日益增长的体育健身需求。

编创健身气功新功法工作严格按照科研课题管理办法进行，国家体育总局科教司将其列入总局管理科研课题，群体司使用体育彩票公益金予以资助。为高质量地完成编创任务，国家体育总局健身气功管理中心向全国20所具有气功教学和科研实力的体育、中医院校和科研单位公开招标；并本着"公开、公平、公正"的原则，举行了竞标会。经过激烈角逐和严格评审，武汉体育学院、上海体育学院、中国中医研究院西苑医院、北京体育大学等单位申请的历史悠久、深受广大群众欢迎且具有品牌效应的易筋经、五禽戏、六字诀和八段锦4个功法的研究课题中标。

为做好编创工作，各子课题组进行了数百万字的文献检索考证和广泛的交流研讨，还先后在北京、上海、湖北武当山等地举办了传统功法观摩研讨会。在反复比较、认真吸收传统功法不同流派优点的基础上，对功法基本动作进行了编排，并结合时代精神有新的发展、新的突破。

为检验新功法的科学性和群众接受程度，在健身气功管理中心的统一协调和有关体育行政部门、街道社区的积极支持下，各子课题组分别在北京、上海、河南、黑龙江、江苏等地进行了为期数月的新功法试验。同时开展了科研测试和问卷调查，采集数据数万个，取得了一些有价值的成果。虽然新功法试验的时间很短，但得到了广大群众的热烈响应和积极参与，其强身健体的效果已初步显现。

在"编创健身气功新功法科研课题"结题评审会上，新功法受到了广泛好评。专家学者认为，健身气功新功法具有四个方面的显著特点：一是既吸收了传统功法的精髓，又体现了时代特色，是对中华民族传统文化的继承和发扬；二是博采众长，凝聚了各方面专家学者、各级体育行政部门、相关功法各流派和参加试验群众的辛劳和汗水，是集体智慧的结晶；三是坚持以中西医、体育以及相关现代科学理论为基础，进行了严肃的科学试验，具有较为明显的健身、养生效果；四是动作简单易学，形态优美，群众认可度高。

编创健身气功新功法工作已经有了一个良好的开端。国家体育总局健身气功管理中心将在反复试验的基础上不断修改完善新功法，使之真正为广大群众所接受，所欢迎，真正成为推广普及健身气功的标志性项目，在满足群众多元化体育需求、提高全民健康水平方面作出新的更大贡献。

八段锦
六字诀
五禽戏
易筋经

CONTENTS

目　录

易筋经

易筋经　　　　五禽戏

八段锦　　　　六字诀

五禽戏

六字诀

八段锦

八段锦 六字诀 五禽戏 易筋经

"健身气功·易筋经"功法源流

易筋经是我国古代流传下来的健身养生方法，在我国传统功法和民族体育发展中有着较大的影响，千百年来深受广大群众的欢迎。

易筋经源自我国古代导引术，历史悠久。据考证，导引是由原始社会的"巫舞"发展而来的，到春秋战国时期已为养生家所必习。《庄子·刻意篇》中记载："吹呴呼吸，吐故纳新，熊经鸟申（伸），为寿而已矣。此导引之士，养形之人，彭祖寿考者之所好也。"《汉书·艺文志》中也载有《黄帝杂子步引》《黄帝歧伯按摩》等有关导引的内容，说明汉代各类导引术曾兴盛一时。另外，湖南长沙马王堆汉墓出土的帛画《导引图》中有四十多幅各种姿势的导引动作，分

解这些姿势可以发现，现今流传的易筋经基本动作都能从中找到原型。这些都表明，易筋经源自中国传统文化。

易筋经为何人所创，历来众说纷纭。从现有文献看，大多认为易筋经、洗髓经和少林武术等为达摩所传。达摩原为南天竺国（南印度）人，公元526年来我国并最终到达嵩山少林寺，人称是我国禅宗初祖。据《指月录》记载："越九年，欲返天竺，命门人曰'时将至矣，汝等盍言所得乎?'有道副对曰'如我所见，不持文字，不离文字，而为道用。'祖曰'汝得吾皮。'尼总持曰'我今所解，如庆喜见阿閦佛国，一见更不再见。'祖曰'汝得吾肉。'道育曰'四

大本空，五阴非有。而我见处，无一法可得。'祖曰'汝得吾骨。'最后，慧可礼拜，依位而立。祖曰'汝得吾髓。'"另外，六朝时流传的《汉武帝内传》等小说中也载有东方朔"三千年一伐毛，三千年一洗髓"等神话，这大概就是"易筋经""洗髓经"名称的由来。

在易筋经流传中，少林寺僧侣起到了重要作用。根据史料记载，达摩所传禅宗主要以河南嵩山少林寺为主。由于禅宗的修持大多以静坐为主，坐久则气血阏滞，须以武术、导引术来活动筋骨。因此，六朝至隋唐年间，在河南嵩山一带盛传武术及导引术。少林寺僧侣也借此来活动筋骨，习武健身，并在这个过程中不断对其进行修改、完善、补充，使之成为一种独特的习武健身方式。

最终定名为"易筋经"，并在习武僧侣中秘传。

自古以来，《易筋经》典籍与《洗髓经》并行流传于世，并有《伏气图说》《易筋经义》《少林拳术精义》等其他名称。从有关文献资料看，宋代托名"达摩"的《易筋经》著述非常多。当时，张君房[1]奉旨编辑《道藏》，另外还有《云笈七签》《太平御览》等书问世，从而使各种导引术流行于社会，而且在民间广为流传"通过修炼可以'易发''易血'"的说法。由此推测，少林寺僧侣改编的易筋经不会晚于北宋。因为，宋代以后的导引类典籍大多夹杂"禅定""金丹"等说法，而流传下来的少林寺《易筋经》并没有此类文句。明代周履靖[2]在《赤凤髓·食饮调护诀第十二》中记述："一年易气，二年易血，三年

---

1 宋代道教学者，安陆（今属湖北）人，宋代《道藏》及《云笈七签》的主要修撰者。
2 气功家，字逸之，自号梅颠道人，明代嘉兴（今浙江）人。自幼体虚多病，及长而读《道德经》《黄庭》，仔细揣摩其理，精研气功导引，而作《赤凤髓》三卷。

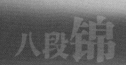

易脉，四年易肉，五年易髓，六年易筋，七年易骨，八年易发，九年易形，即三万六千真神皆在身中，化为仙童。"文中的"易髓""易筋"应与《易筋经》有先后联系。另外，《易筋经》第一势图说即韦驮献杵。"韦驮"是佛教守护神，唐初才安于寺院中。因此，易筋经本为秦汉方仙道的导引术，被少林寺僧侣改编于唐宋年间，至明代开始流传于社会，应该没有疑义。

目前发现流传至今最早的易筋经十二势版本，载于清代咸丰八年潘蔚辑录的《内功图说》[1]中。总的来看，传统易筋经侧重于从宗教、中医、阴阳五行学说等视角对功理、功法进行阐述，并且形成了不同流派，收录于不同的著作中。

"健身气功·易筋经"继承了传统易筋经十二势的精要，融科学性与普及性于一体，其格调古朴，蕴涵新意。各势动作是连贯的有机整体，动作注重伸筋拔骨，舒展连绵，刚柔相济；呼吸要求自然，动息相融；并以形导气，意随形走；易学易练，健身效果明显。

4

---

1 元·邱处机等编著、清·潘蔚辑：《颐身集·内功图说》，人民卫生出版社，1982。

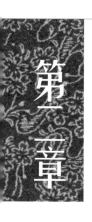

"健身气功·易筋经"功法特点

一、动作舒展，伸筋拔骨

本功法中的每一势动作，不论是上肢、下肢还是躯干，都要求有较充分的屈伸、外展内收、扭转身体等运动，从而使人体的骨骼及大小关节在传统定势动作的基础上，尽可能地呈现多方位和广角度的活动。其目的就是要通过"拔骨"的运动达到"伸筋"，牵拉人体各部位的大小肌群和筋膜，以及大小关节处的肌腱、韧带、关节囊等结缔组织，促进活动部位软组织的血液循环，改善软组织的营养代谢过程，提高肌肉、肌腱、韧带等软组织的柔韧性、灵活性和骨骼、关节、肌肉等组织的活动功能，达到强身健体的目的。

二、柔和匀称，协调美观

本功法是在传统"易筋经十二定势"动作的基础上进行了改编，增加了动作之间的连接，每势动作变化过程清晰、柔和。整套功法的运动方向，为前后、左右、上下；肢体运动的路线，为简单的直线和弧线；肢体运动的幅度，是以关节为轴的自然活动角度所呈现的身体活动范围；整套功法的动作速度，是匀速缓慢地移动身体或身体局部。动作力量上，要求肌肉相对放松，用力圆柔而轻盈，不使蛮力，不僵硬，刚柔相济。

每势之间无繁杂和重复动作，便于中老年人学练。同时，对有的动作难度作了不同程度的要求，也适合青壮年习练。

本功法动作要求上下肢与躯干之间，肢体与肢体之间的左右上下，以及肢体左右的对称与非对称，都应有机地整体协调运动，彼此相随，密切配合。因此，"健身气功·易筋经"呈现出动作舒展、连贯、柔畅、协调，动静相兼。同时在精神内含的神韵下，给人以美的享受。

三、注重脊柱的旋转屈伸

脊柱是人体的支柱，又称"脊梁"。由椎骨、韧带、脊髓等组成，具有支持体重、运动、保护脊髓及其神经根的作用。神经系统是由位于颅腔和椎管里的脑和脊髓以及周围神经组成。神经系统控制和协调各个器官系统的活动，使人体成为一个有机整体以适应内外环境的变化。因此，脊柱旋转屈伸的运动有利于对脊髓和神经根的刺激，以增强其控制和调节功能。本功法的主要运动形式是以腰为轴的脊柱旋转屈伸运动，如"九鬼拔马刀势"中的脊柱左右旋转屈伸动作，"打躬势"中椎骨节节拔伸前屈、卷曲如勾和脊柱节节放松的伸直动作，"掉尾势"中脊柱前屈并在反伸的状态下做侧屈、侧伸动作。因此，本功法是通过脊柱的旋转屈伸运动以带动四肢、内脏的运动，在松静自然、形神合一中完成动作，达到健身、防病、延年、益智的目的。

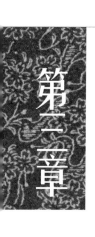

第二章

"健身气功·易筋经"习练要领

一、精神放松，形意合一

习练本功法要求精神放松，意识平静，不做任何附加的意念引导。通常不意守身体某个点或部位，而是要求意随形体动作的运动而变化。即在习练中，以调身为主，通过动作变化导引气的运行，做到意随形走，意气相随，起到健体养生的作用。同时，在某些动作中，需要适当地配合意识活动。如"韦驮献杵第三势"中双手上托时，要求用意念观注两掌；"摘星换斗势"中要求目视上掌，意存腰间命门[1]处；"青龙探爪"时，要求意存掌心。而另一些动作虽然不要求配合意存，但却要求配合形象的意识思维活动。如"三盘落地势"中下按、上托时，两掌有如拿重物；"出爪亮翅势"中伸肩、撑掌时，两掌有排山之感；"倒拽九牛尾势"中拽拉时，两膀如拽牛尾；"打躬势"中脊椎屈伸时，应体会上体如"勾"一样的卷曲伸展运动。这些都要求意随形走，用意要轻，似有似无，切忌刻意、执著于意识。

二、呼吸自然，贯穿始终

习练本功法时，要求呼吸自然、

---

1 命门：位于腰部后正中线上，当第二腰椎棘突与第三腰椎棘突之间的凹陷处。

柔和、流畅，不喘不滞，以利于身心放松、心平气和及身体的协调运动。相反，若不采用自然呼吸，而执著于呼吸的深长绵绵、细柔缓缓，则会在与导引动作的匹配过程中产生"风""喘""气"三相，即呼吸中有声（风相），无声而鼻中涩滞（喘相），不声不滞而鼻翼扇动（气相）。这样，习练者不但不受益，反而会导致心烦意乱，动作难以松缓协调，影响健身效果。因此，习练本功法时，要以自然呼吸为主，动作与呼吸始终保持柔和协调的关系。

此外，在功法的某些环节中也要主动配合动作进行自然呼或自然吸。如"韦驮献杵第三势"中双掌上托时自然吸气；"倒拽九牛尾势"中收臂拽拉时自然呼气；"九鬼拔马刀势"中展臂扩胸时自然吸气，松肩收臂时自然呼气，含胸合臂时自然呼气，起身开臂时自然吸气；"出爪亮翅势"中两掌前推时自然呼气，等等。因为人体胸廓会随着这些动作

的变化而扩张或缩小，吸气时胸廓会扩张，呼气时胸廓会缩小。因此，习练本功法时，应配合动作，随胸廓的扩张或缩小而自然吸气或呼气。

三、刚柔相济，虚实相兼

本功法动作有刚有柔，且刚与柔是在不断相互转化的；有张有弛，有沉有轻，是阴阳对立统一的辩证关系。如"倒拽九牛尾势"中，双臂内收旋转逐渐拽拉至止点是刚，为实；随后身体以腰转动带动两臂伸展至下次收臂拽拉前是柔，为虚。又如"出爪亮翅势"中，双掌立于胸前呈扩胸展肩时，肌肉收缩的张力增大为刚，是实；当松肩伸臂时，两臂肌肉等张收缩，上肢是放松的，为柔；两臂伸至顶端，外撑有重如排山之感时，肌肉张力再次增大为刚，是实。这些动作均要求习练者在用力之后适当放松，松柔之后尚需适当有刚。这样，动作就不会出现机械、僵硬或疲软无力的松弛状况。

因此，习练本功法时，应力求虚

8

实适宜，刚柔相济。要有刚和柔、虚与实之分，但习练动作不能绝对的刚或柔，应做到刚与柔、虚与实的协调配合，即刚中含柔、柔中寓刚。否则，用力过"刚"，则会出现拙力、僵力，以致影响呼吸，破坏宁静的心境；动作过"柔"，则会出现疲软、松懈，起不到良好的健身作用。

四、循序渐进，个别动作

配合发音

习练本功法时，不同年龄、不同体质、不同健康状况、不同身体条件的练习者，可以根据自己的实际情况灵活地选择各势动作的活动幅度或姿势，如"三盘落地势"中屈膝下蹲的幅度、"卧虎扑食势"中十指是否着地姿势的选择等等。习练时还

应遵循由易到难、由浅到深、循序渐进的原则。

另外，本功法在练习某些特定动作的过程中要求呼气时发音（但不需出声）。如"三盘落地势"中的身体下蹲、两掌下按时，要求配合动作口吐"嗨"音，目的是为了下蹲时气能下沉至丹田[1]，而不因下蹲造成下肢紧张，引起气上逆至头部；同时口吐"嗨"音，气沉丹田，可以起到强肾、壮丹田的作用。因此，在该势动作中要求配合吐音、呼气，并注意口型，吐"嗨"音口微张，音从喉发出，上唇着力压于龈交穴[2]，下唇松，不着力于承浆穴[3]。这是本法中"调息"的特别之处。

---

1 丹田：在脐下一寸五分。
2 龈交穴：在唇内齿上龈缝中，或在口腔前庭，上唇系带于齿龈之移行部处。
3 承浆穴：在面部，下唇之下，当颐横沟与前正中线之交点处。

易筋经　　　　五禽戏
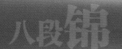
八段锦　　　　六字诀

第四章

"健身气功·易筋经"动作说明

第一节　手型、步型

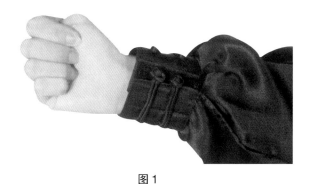

图1

一、基本手型

握　固

　　大拇指抵掐无名指根节，其余四指屈拢收于掌心（图1）。

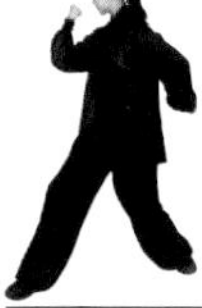

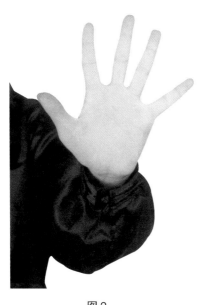

图2

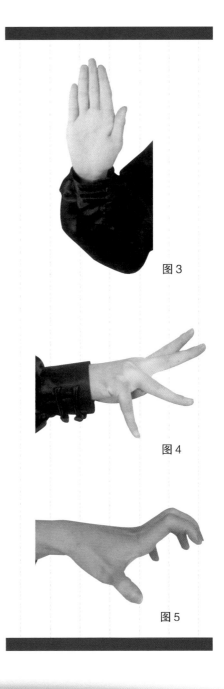

图3

图4

图5

荷叶掌

　　五指伸直，张开（图2）。

柳叶掌

　　五指伸直，并拢（图3）。

龙　爪

　　五指伸直、分开，拇指、食指、无名指、小指内收（图4）。

虎　爪

　　五指分开，虎口撑圆，第一、二指关节弯曲内扣（图5）。

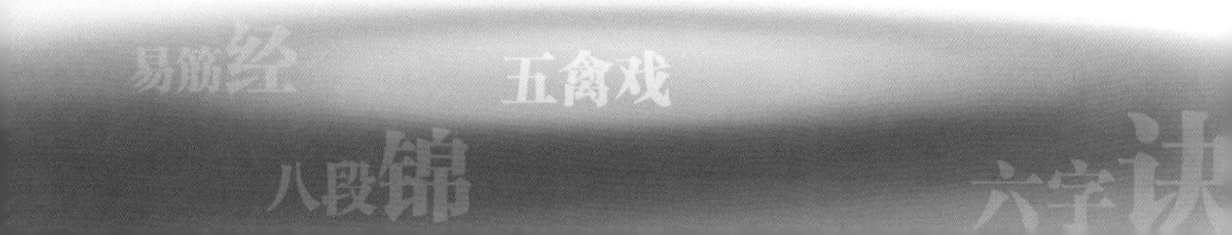

二、基本步型

弓 步

两腿前后分开一大步，横向之间保持一定宽度，前腿屈膝前弓，大腿斜向地面，膝与脚尖上下相对，脚尖微内扣；后腿自然伸直，脚跟蹬地，脚尖微内扣，全脚掌着地（图6）。

丁 步

两脚左右分开，间距10~20厘米。两腿屈膝下蹲，前腿脚跟提起，脚尖着地，虚点地面，置于后脚足弓处；后腿全脚掌着地踏实（图7）。

马 步

开步站立，两脚间距约为本人脚长的2~3倍，屈膝半蹲，大腿略高于水平（图8）。

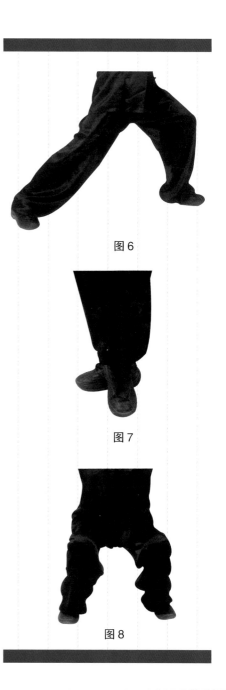

图6

图7

图8

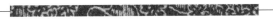

第二节　动作图解

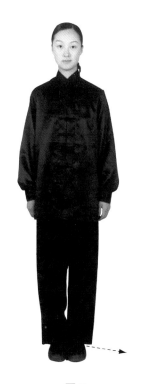

动作要点

　　全身放松，身体中正，呼吸自然，目光内含，心平气和。

易犯错误

　　手脚摆站不自然，杂念较多。

纠正方法

　　调息数次，逐渐进入练功状态。

功理与作用

　　宁静心神，调整呼吸，内安五脏，端正身形。

图 9

预备势

　　两脚并拢站立，两手自然垂于体侧；下颏微收，百会[1]虚领，唇齿合拢，舌自然平贴于上腭；目视前方（图 9）。

---

[1] 百会：在头部前顶后一寸五分，顶中央旋毛中。简易取穴法：两耳尖连线与头部正中线之交点处。

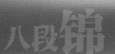

第一式　韦驮献杵第一势

动作一：左脚向左侧开半步，约与肩同宽，两膝微屈，成开立姿势；两手自然垂于体侧（图10）。

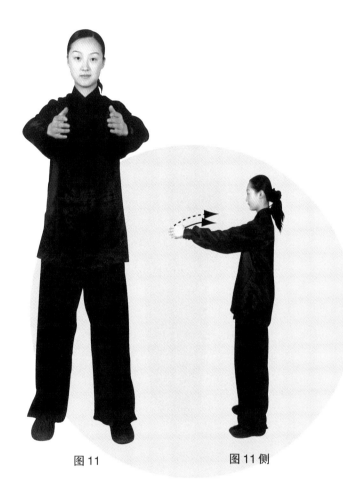

图11　　　　　　　图11侧

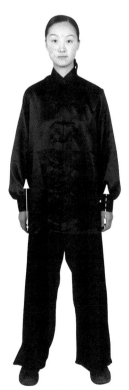

图10

动作二：两臂自体侧向前抬至前平举，掌心相对，指尖向前（图11、图11侧）。

动作三、四：两臂屈肘，自然回收，指尖向斜前上方约30°，两掌合于胸前，掌根与膻中穴[1]同高，虚腋；目视前下方（图12）。动作稍停。

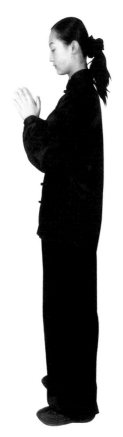

图12

动作要点

1. 松肩虚腋。

2. 两掌合于胸前，应稍停片刻，以达气定神敛之功效。

易犯错误

两掌内收胸前时，或耸肩抬肘或松肩坠肘。

纠正方法

动作自然放松，注意调整幅度，应虚腋如挟鸡蛋。

功理与作用

1. 古人云："神住气自回。"通过神敛和两掌相合的动作，可起到气定神敛、均衡身体左右气机的作用。

2. 可改善神经、体液调节功能，有助于血液循环，消除疲劳。

文献口诀[2]

立身期正直　　环拱平当胸
气定神皆敛　　心澄貌亦恭

---

1 膻中穴：在胸前部，两乳头连线间的中点，一般多平齐第五胸肋关节的高度。

2 丁继华等编撰：《中国传统养生珍典》，易筋经十二图（清·潘蔚辑）。下同。

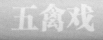

第二式　韦驮献杵第二势

动作一：接上式。两肘抬起，两掌伸平，手指相对，掌心向下，掌臂约与肩呈水平（图13、图13侧）。

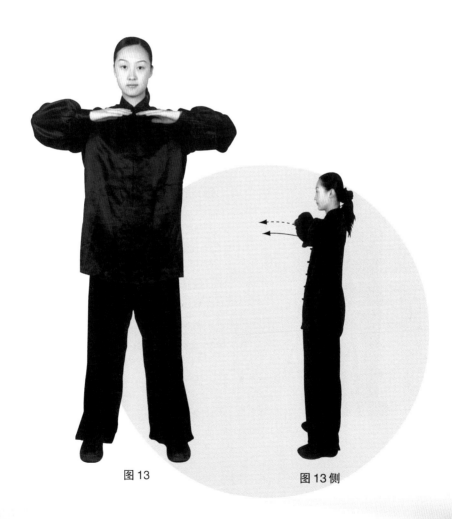

图13   图13侧

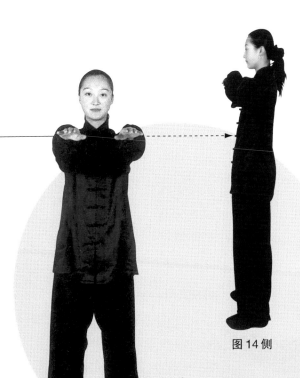

动作二：两掌向前伸展，掌心向下，指尖向前（图14、图14侧）。

图14侧

图14

动作三：两臂向左右分开至侧平举，掌心向下，指尖向外（图15）。

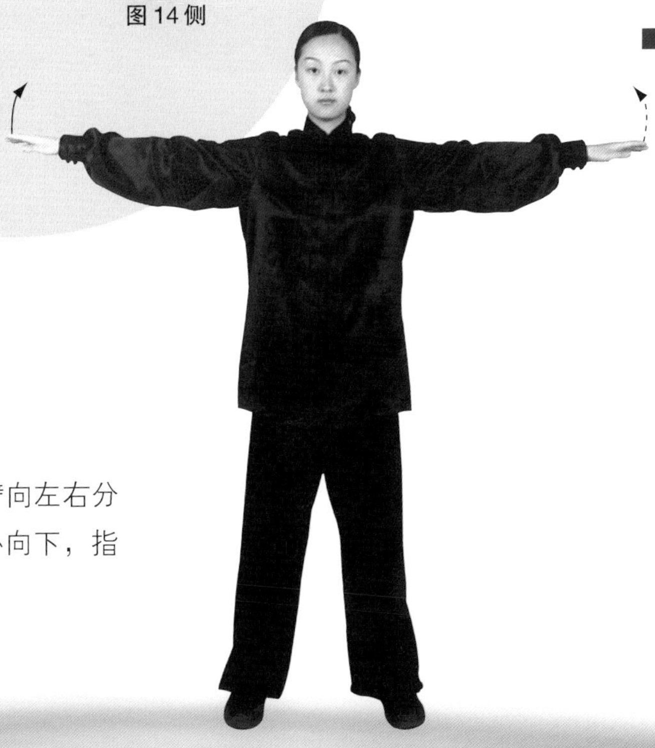

图15

动作四：五指自然并
拢，坐腕立掌；目视前下方
（图16）。

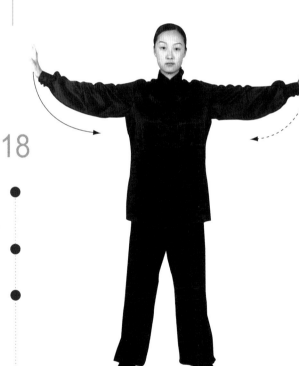

图16

动作要点

1. 两掌外撑，力在掌根。

2. 坐腕立掌时，脚趾抓地。

3. 自然呼吸，气定神敛。

易犯错误

两臂侧举时不呈水平状。

纠正方法

两臂侧平举时自然伸直，
与肩同高。

功理与作用

1. 通过伸展上肢和立掌外
撑的动作导引，起到疏理上肢
等经络的作用，并具有调练心、
肺之气，改善呼吸功能及气血
运行的作用。

2. 可提高肩、臂的肌肉力
量，有助于改善肩关节的活动
功能。

文献口诀

足趾挂地　　两手平开

心平气静　　目瞪口呆

第三式　韦驮献杵第三势

动作一：接上式。松腕，同时两臂向前平举内收至胸前平屈，掌心向下，掌与胸相距约一拳；目视前下方（图17）。

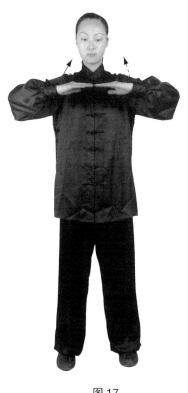

图 17

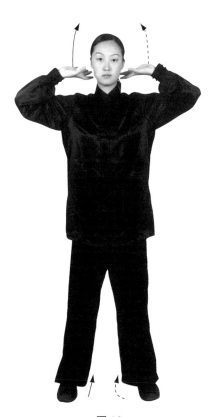

图 18

动作二：两掌同时内旋，翻掌至耳垂下，掌心向上，虎口相对，两肘外展，约与肩平（图18）。

动作三：身体重心前移至前脚掌支撑，提踵；同时，两掌上托至头顶，掌心向上，展肩伸肘；微收下颏，舌抵上腭，咬紧牙关（图19、图19侧）。

动作四：静立片刻。

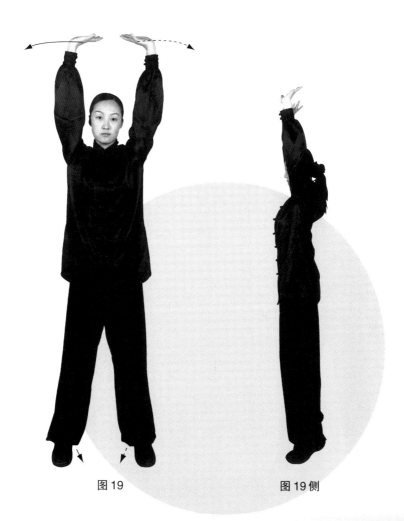

图19   图19侧

动作要点

1. 两掌上托时，前脚掌支撑，力达四肢，下沉上托，脊柱竖直，同时身体重心稍前移。

2. 年老或体弱者可自行调整两脚提踵的高度。

3. 上托时，意想通过"天门"[1]观注两掌，目视前下方，自然呼吸。

易犯错误

1. 两掌上托时，屈肘。

2. 抬头，目视上方。

纠正方法

1. 两掌上托时，伸肘，两臂夹耳。

2. 上托时强调的是意注两掌，而不是目视两掌。

功理与作用

1. 通过上肢撑举和下肢提踵的动作导引，可调理上、中、下三焦之气，并且将三焦[2]及手足三阴五脏之气全部发动。

2. 可改善肩关节活动功能及提高上下肢的肌肉力量，促进全身血液循环。

21

文献口诀

掌托天门目上观　　足尖著地立身端

力周髋胁浑如植　　咬紧牙关不放宽

舌可生津将腭抵　　鼻能调息觉心安

两拳缓缓收回处　　用力还将挟重看

---

1 天门：即囟（xìn）门，婴儿头顶骨未合缝的地方，在头顶的前部中央，也叫囟脑门儿。

2 三焦：为六腑之一，是上焦、中焦、下焦的合称，纵贯于人体的上、中、下三部，有总领五脏六腑经络、内外、上下之气的功能，五脏六腑的气化功能都是通过三焦来实现的。

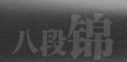

第四式 摘星换斗势

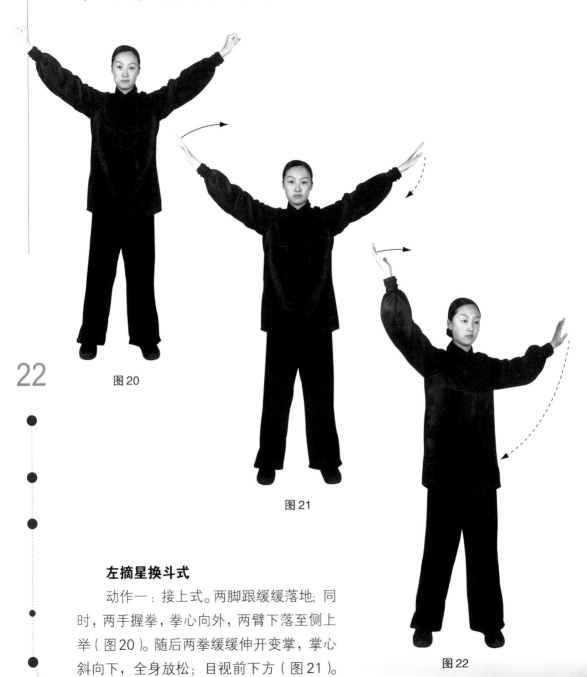

图20

图21

图22

左摘星换斗式

动作一：接上式。两脚跟缓缓落地；同时，两手握拳，拳心向外，两臂下落至侧上举（图20）。随后两拳缓缓伸开变掌，掌心斜向下，全身放松；目视前下方（图21）。

身体左转；屈膝；同时，右臂上举经体前下摆
至左髋关节外侧"摘星"，右掌自然张开；左
臂经体侧下摆至体后，左手背轻贴命门；目视
右掌（图22、图23、图24、图24侧）。

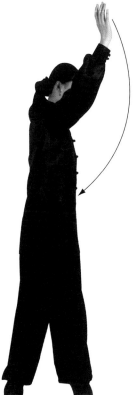

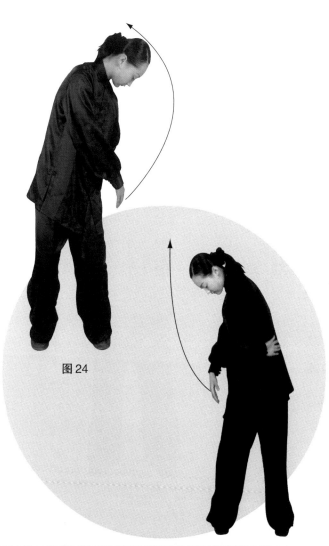

图24

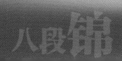

图23

图24侧

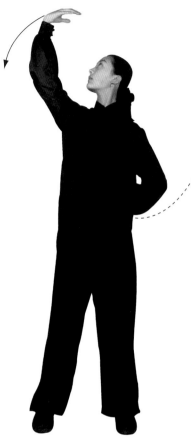

动作二：直膝，身体转正；同时，右手经体前向额上摆至头顶右上方，松腕，肘微屈，掌心向下，手指向左，中指尖垂直于肩髃穴[1]；左手背轻贴命门，意注命门；右臂上摆时眼随手走，定势后目视掌心（图25）。静立片刻，然后两臂向体侧自然伸展（图26）。

图25

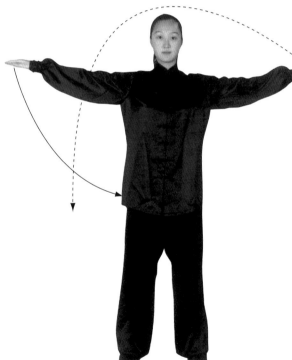

图26

24

---

1 肩髃穴：在臂的上端，位于肩胛骨峰与肱骨大结节之间的凹陷处。

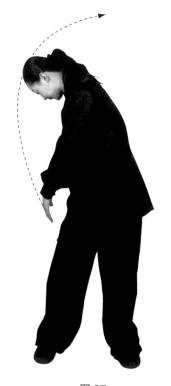

图 27

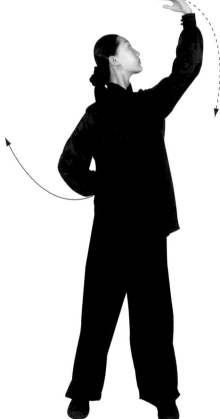

右摘星换斗势

　　右摘星换斗势与左摘星换斗势动作相同，惟方向相反（图 27、图 28）。

图 28

易筋经　　　五禽戏
八段锦　　　六字诀

动作要点

1. 转身以腰带肩，以肩带臂。

2. 目视掌心，意注命门，自然呼吸。

3. 颈、肩病患者，动作幅度的大小可灵活掌握。

易犯错误

1. 目上视时挺腹。

2. 左右臂动作不协调，不到位。

纠正方法

1. 目上视时，注意松腰、收腹。

2. 自然放松，以腰带动。

功理与作用

1. 通过本势阳掌转阴掌（掌心向下）的动作导引，目视掌心、意存腰间命门，将发动的真气收敛，下沉入腰间两肾及命门，可达到壮腰健肾、延缓衰老的功效。

2. 可增强颈、肩、腰等部位的活动功能。

文献口诀

只手擎天掌覆头　　更从掌内注双眸

鼻端吸气频调息　　用力收回左右眸

第五式　倒拽九牛尾势

右倒拽九牛尾势

动作一：接上式。双膝微屈，身体重心右移，左脚向左侧后方约45°撤步；右脚跟内转，右腿屈膝成右弓步；同时，左手内旋，向前、向下划弧后伸，小指到拇指逐个相握成拳，拳心向上；右手向前上方划弧，伸至与肩平时小指到拇指逐个相握成拳，拳心向上，稍高于肩；目视右拳（图29）。

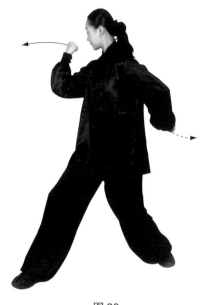

图30

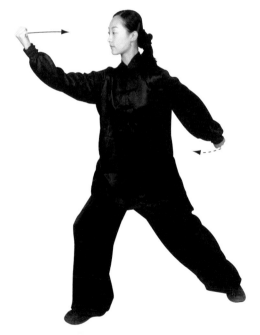

动作二：身体重心后移，左膝微屈；腰稍右转，以腰带肩，以肩带臂；右臂外旋，左臂内旋，屈肘内收；目视右拳（图30）。

图29

动作三：身体重心前移，屈膝成弓步；腰稍左转，以腰带肩，以肩带臂，两臂放松前后伸展；目视右拳（图31、31侧）。

重复二至三动3遍。

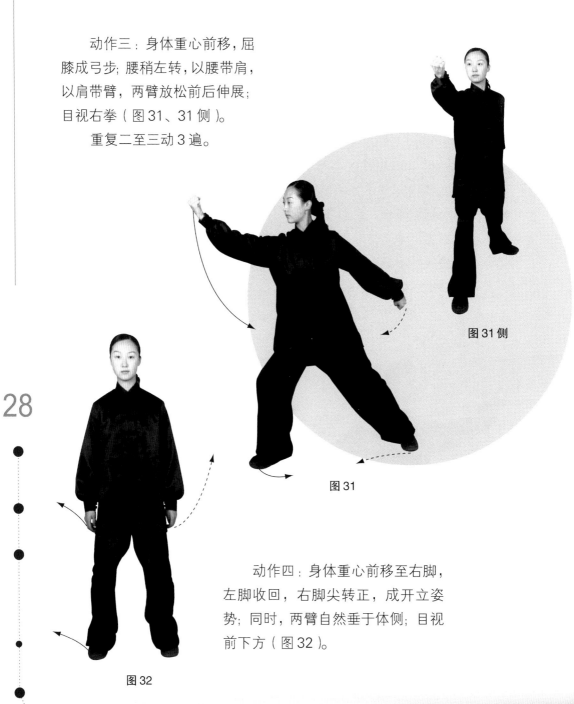

图31侧

图31

28

动作四：身体重心前移至右脚，左脚收回，右脚尖转正，成开立姿势；同时，两臂自然垂于体侧；目视前下方（图32）。

图32

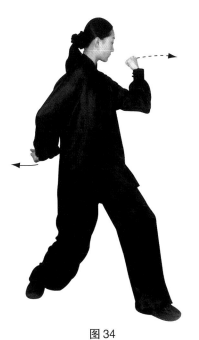

图 34

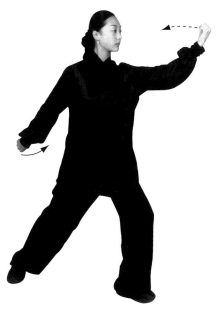

图 33

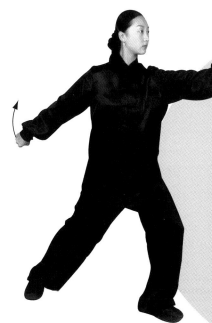

图 35

左倒拽九牛尾势

左倒拽九牛尾势与右倒拽九牛尾势动作、次数相同，惟方向相反（图33、图34、图35、图35侧）。

图 35 侧

动作要点

1. 以腰带肩，以肩带臂，力贯双膀。
2. 腹部放松，目视拳心。
3. 前后拉伸，松紧适宜，并与腰的旋转紧密配合。
4. 后退步时，注意掌握重心，身体平稳。

易犯错误

1. 两臂屈拽用力僵硬。
2. 两臂旋拧不够。

纠正方法

1. 两臂放松，动作自然。
2. 旋拧两臂时，注意拳心向外。

功理与作用

1. 通过腰的扭动，带动肩胛活动，可刺激背部夹脊[1]、肺俞[2]、心俞[3] 等穴，达到疏通夹脊和调练心肺之作用。
2. 通过四肢上下协调活动，可改善软组织血液循环，提高四肢肌肉力量及活动功能。

文献口诀

两髋后伸前屈　　小腹运气空松
用力在于两膀　　观拳须注双瞳

---

[1] 夹脊：为道家丹门术语。两肩胛辅夹其脊，形成一夹道，因名夹脊。
[2] 肺俞：在背上部，当身柱穴（第三与第四胸椎棘突之间凹陷处）的外侧一寸五分处。
[3] 心俞：在背中部，当神道穴（第五与第六胸椎棘突之间凹陷处）的外侧一寸五分处。

第六式　出爪亮翅势

动作一：接上式。身体重心移至左脚，右脚收回，成开立姿势；同时，右臂外旋，左臂内旋，摆至侧平举，两掌心向前，环抱至体前，随之两臂内收，两手变柳叶掌立于云门穴[1]前，掌心相对，指尖向上；目视前下方（图36、图37、图37侧、图38）。

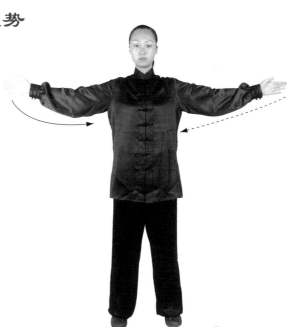

图 36

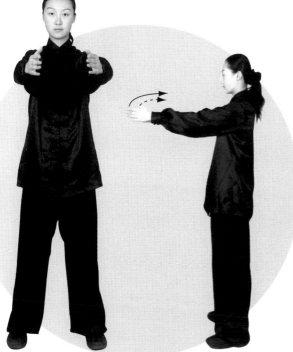

图 37　　　　　　　图 37 侧

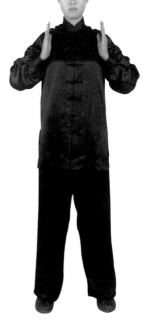

图 38

---

1 云门穴：在锁骨之下，肩胛骨喙突内方的凹陷处。

动作二：展肩扩胸，然后松肩，两臂缓缓前伸，并逐渐转掌心向前，成荷叶掌，指尖向上；瞪目(图39、图39侧)

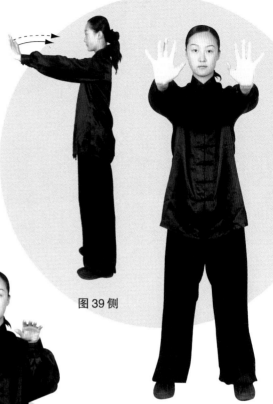

图 39 侧

图 39

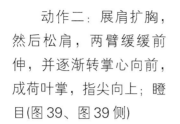

图 40 侧　　图 40

动作三：松腕，屈肘，收臂，立柳叶掌于云门穴；目视前下方（图40、图40侧、图41）。

重复二至三动3~7遍。

动作要点

1. 出掌时身体正直，瞪眼怒目，同时两掌运用内劲前伸，先轻如推窗，后重如排山；收掌时如海水还潮。

2. 注意出掌时为荷叶掌，收掌于云门穴时为柳叶掌。

3. 收掌时自然吸气，推掌时自然呼气。

易犯错误

1. 扩胸展肩不充分。

2. 两掌前推时，不用内劲，而是用力。

3. 呼吸不自然，强呼强吸。

纠正方法

1. 出掌前，肩胛内收。

2. 两掌向前如推窗、排山。

3. 按照"推呼收吸"的规律练习。

功理与作用

1. 中医认为"肺主气，司呼吸"。通过伸臂推掌、屈臂收掌、展肩扩胸的动作导引，可反复启闭云门、中府[1]等穴，促进自然之清气与人体之真气在胸中交汇融合，达到改善呼吸功能及全身气血运行的作用。

2. 可提高胸背部及上肢肌肉力量。

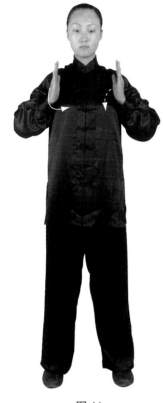

图 41

文献口诀

挺身兼怒目　　推手向当前
用力收回处　　功须七次全

---

[1] 中府：在云门下一寸六分，乳上三肋间。

第七式 九鬼拔马刀势

右九鬼拔马刀势

动作一：接上式。躯干右转。同时，右手外旋，掌心向上；左手内旋，掌心向下（图42、图42侧）。随后右手由胸前内收经右腋下后伸，掌心向外；同时，左手由胸前伸至前上方，掌心向外

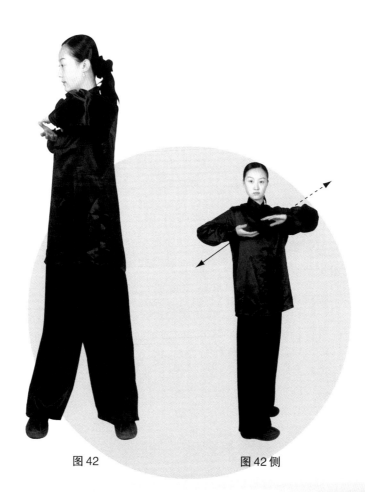

图42   图42侧

（图43、图43侧）。躯干稍左转；同时，右手经体侧向前上摆至头前上方后屈肘，由后向左绕头半周，掌心掩耳；左手经体左侧下摆至左后，屈肘，手背贴于脊柱，掌心向后，指尖向上；头右转，右手中指按压耳廓，手掌扶按玉枕[1]；目随右手动，定势后视左后方（图44、图45、图45背）。

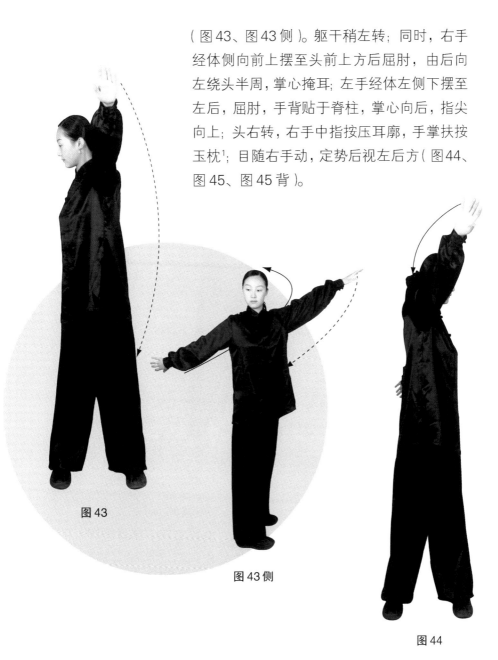

图43

图43侧

图44

___

1 玉枕穴：在头后部，当脑户穴（枕外隆凸上缘）的外侧一寸五分处。

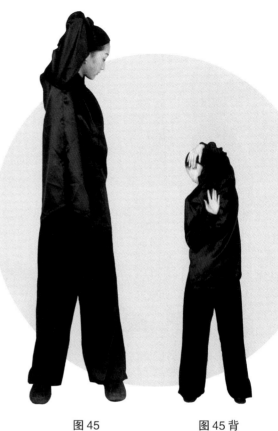

图 45　　　　　　图 45 背

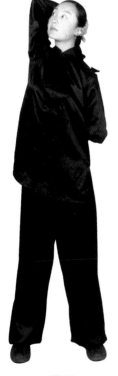

图 46

动作二：身体右转，展臂扩胸；目视右上方，动作稍停（图 46）。

动作三：屈膝；同时，上体左转，右臂内收，含胸；左手沿脊柱尽量上推；目视右脚跟，动作稍停（图 47、图 47 背）。

重复二至三动 3 遍。

动作四：直膝，身体
转正；右手向上经头顶上
方向下至侧平举，同时，
左手经体侧向上至侧平
举，两掌心向下；目视前
下方（图48）。

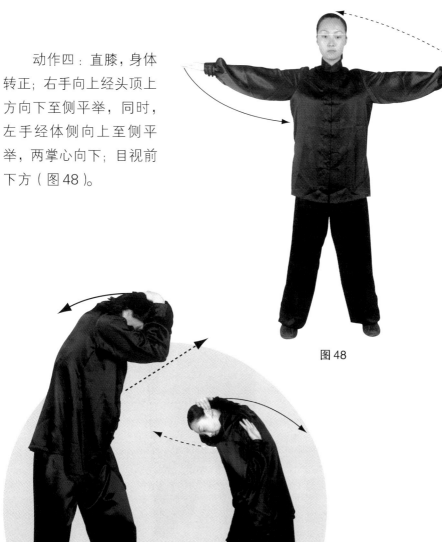

图48

图47

图47背

左九鬼拔马刀势

左九鬼拔马刀势与右九鬼拔马刀势动作、次数相同；惟方向相反（图49、图50、图51）。

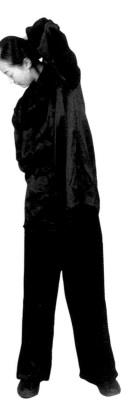

图 49

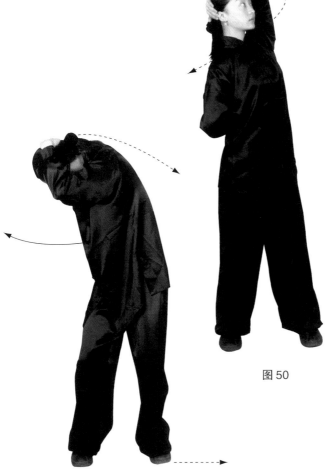

图 50

图 51

动作要点

1. 动作对拔拉伸，尽量用力；身体自然弯曲转动，协调一致。

2. 扩胸展臂时自然吸气，松肩合臂时自然呼气。

3. 两臂内合、上抬时自然呼气，起身展臂时自然吸气。

4. 高血压、颈椎病患者和年老体弱者，头部转动的角度应小，且轻缓。

易犯错误

1. 屈膝合臂时，身后之臂放松。

2. 屈膝下蹲时，重心移至一侧。

3. 头部左右转动幅度过大。

纠正方法

1. 合臂时，身后之臂主动上推。

2. 重心稳定，上下起伏。

3. 动作放松，切忌着意转动头部。

功理与作用

1. 通过身体的扭曲、伸展等运动，使全身真气开、合、启、闭，脾胃得到摩动，肾得以强健；并具有疏通玉枕关、夹脊关等要穴的作用。

2. 可提高颈肩部、腰背部肌肉力量，有助于改善人体各关节的活动功能。

文献口诀

侧首弯肱	抱顶及颈
自头收回	弗嫌力猛
左右相轮	身直气静

第八式　三盘落地势

左脚向左侧开步，两脚距离约宽于肩，脚尖向前；目视前下方（图 52）。

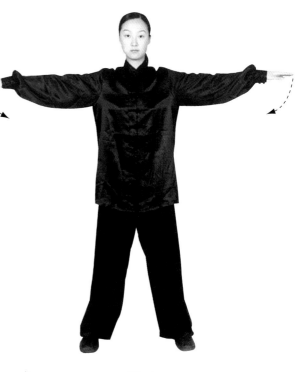

图 52

动作一：屈膝下蹲；同时，沉肩、坠肘，两掌逐渐用力下按至约与环跳穴[1]同高，两肘微屈，掌心向下，指尖向外；目视前下方（图 53）。同时，口吐"嗨"音，音吐尽时，舌尖向前轻抵上下牙之间，终止吐音。

图 53

1环跳穴：在大腿外侧面的上部，股骨大转子与髋裂孔连线的外三分之一与内三分之二交接处。

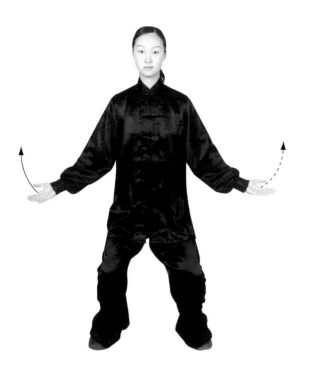

动作二：翻转掌心向上，肘微屈，上托至侧平举；同时，缓缓起身直立；目视前方（图54、图55）。

图 54

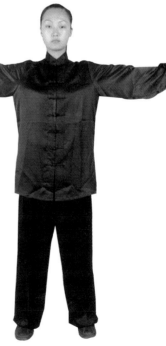

图 55

易筋经　　五禽戏

八段锦　　六字诀

重复一至二动3遍。第一遍微蹲（图56）；第二遍半蹲（图57）；第三遍全蹲（图58）。

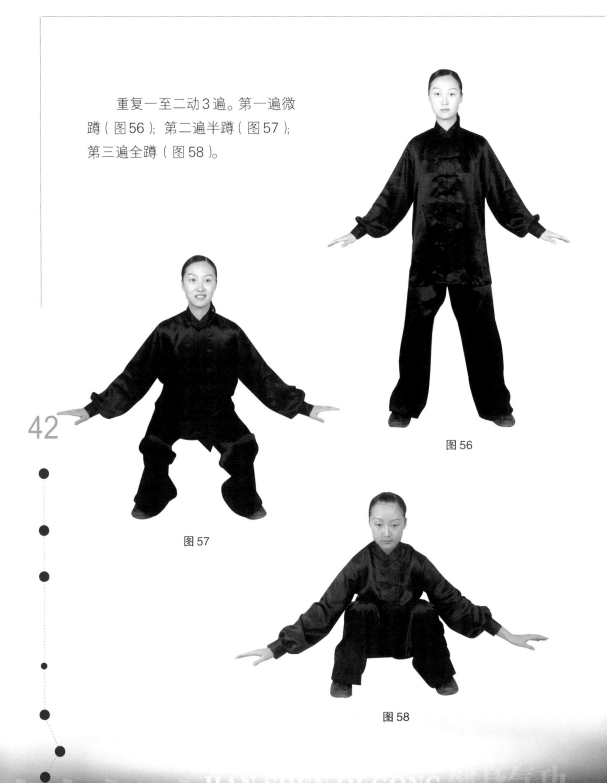

图 56

图 57

图 58

动作要点

1. 下蹲时，松腰、裹臀，两掌如负重物；起身时，两掌如托千斤重物。

2. 下蹲依次加大幅度。年老和体弱者下蹲深度可灵活掌握，年轻体健者可半蹲或全蹲。

3. 下蹲与起身时，上体始终保持正直，不应前俯或后仰。

4. 吐"嗨"音时，口微张，上唇着力压龈交穴，下唇松，不着力于承浆穴，音从喉部发出。

5. 瞪眼闭口时，舌抵上腭，身体中正安舒。

易犯错误

1. 下蹲时，直臂下按。

2. 忽略口吐"嗨"音。

纠正方法

1. 下蹲按掌，要求屈肘，两掌水平下按。

2. 下蹲时注意口吐"嗨"音。

功理与作用

1. 通过下肢的屈伸活动，配合口吐"嗨"音，使体内真气在胸腹间相应地降、升，达到心肾相交、水火既济。

2. 可增强腰腹及下肢力量，起到壮丹田之气、强腰固肾的作用。

文献口诀

上腭坚撑舌	张眸意注牙
足开蹲似踞	手按猛如拿
两掌翻齐起	千斤重有加
瞪睛兼闭口	起立足无斜

易筋经　　五禽戏

八段锦　　六字诀

第九式　青龙探爪势

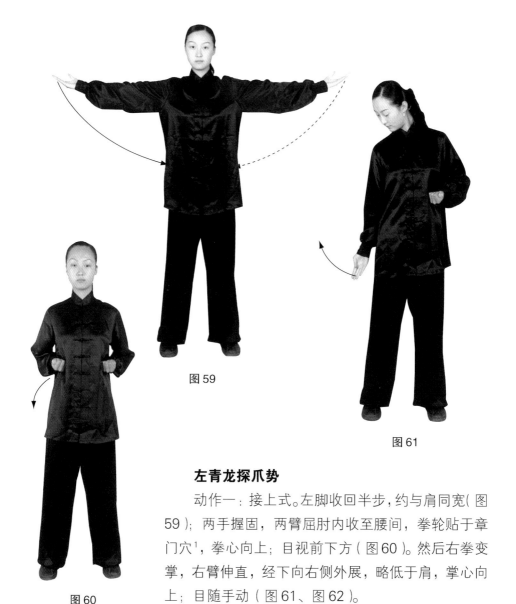

图 59

图 61

图 60

左青龙探爪势

动作一：接上式。左脚收回半步，约与肩同宽（图 59）；两手握固，两臂屈肘内收至腰间，拳轮贴于章门穴[1]，拳心向上；目视前下方（图 60）。然后右拳变掌，右臂伸直，经下向右侧外展，略低于肩，掌心向上；目随手动（图 61、图 62）。

---

1 章门穴：在腹侧部，第十一肋游离端稍下方处。

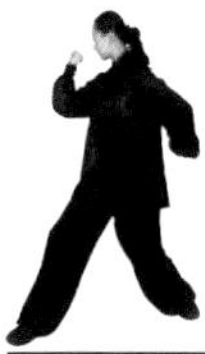

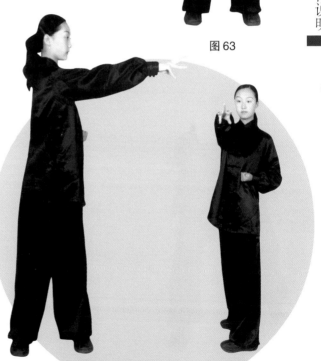

图 62

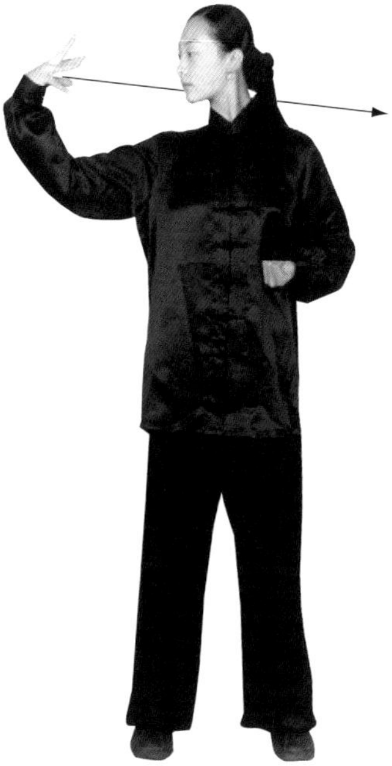

图 63

动作二：右臂屈肘、屈腕，右掌变"龙爪"，指尖向左，经下颏向身体左侧水平伸出，目随手动；躯干随之向左转约90°；目视右掌指所指方向（图63、图64、图64侧）。

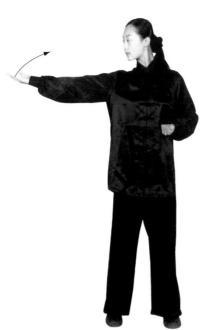

图 64

图 64 侧

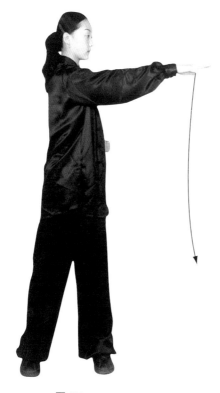

动作三："右爪"变掌，随之身体左前屈，掌心向下按至左脚外侧；目视下方（图65、图66）。躯干由左前屈转至右前屈，并带动右手经左膝或左脚前划弧至右膝或右脚外侧，

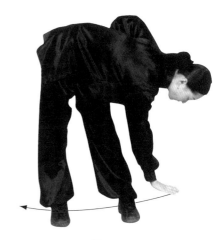

图66

图65

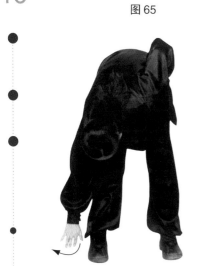

手臂外旋，掌心向前，握固；目随手动视下方（图67、图68）。

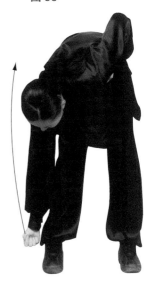

图67

图68

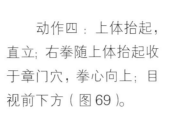

动作四：上体抬起，直立；右拳随上体抬起收于章门穴，拳心向上；目视前下方（图69）。

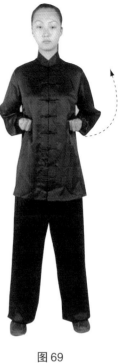

图69

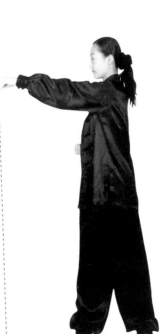

图70

图71

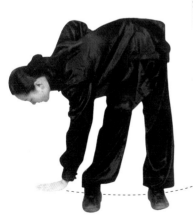

图72

右青龙探爪势

右青龙探爪势与左青龙探爪势动作相同，惟方向相反（图70、图71、图72、图73、图74）。

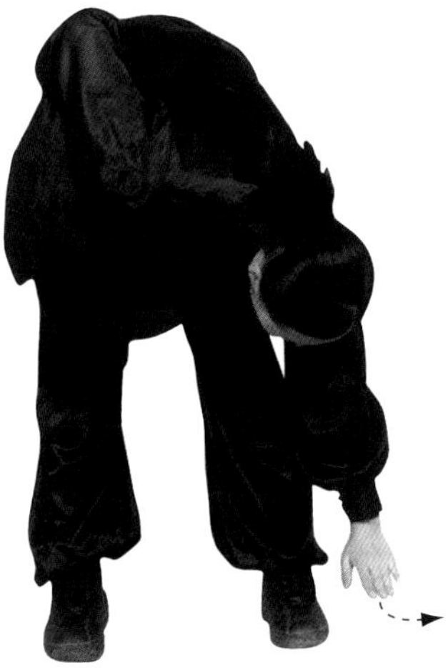

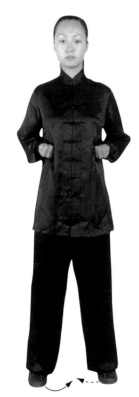

图 73

图 74

动作要点

1. 伸臂探"爪"，下按划弧，力注肩背，动作自然、协调，一气呵成。

2. 目随"爪"走，意存"爪"心。

3. 年老和体弱者前俯下按或划弧时，可根据自身状况调整幅度。

易犯错误

1. 身体前俯时，动作过大，重心不稳，双膝弯曲。

2. 做"龙爪"时，五指弯曲。

纠正方法

1. 前俯动作幅度适宜，直膝。

2. 五指伸直分开，拇指、食指、无名指、小指内收，力在"爪"心。

功理与作用

1. 中医认为"两胁属肝""肝藏血，肾藏精"，二者同源。通过转身、左右探爪及身体前屈，可使两胁交替松紧开合，达到疏肝理气、调畅情志的功效。

2. 可改善腰部及下肢肌肉的活动功能。

文献口诀

青龙探爪	左从右出
修士效之	掌平气实
力周肩背	围收过膝
两目注平	息调心谧

第十式　卧虎扑食势

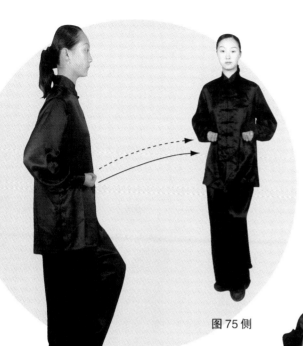

图 75 侧

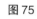

图 75

左卧虎扑食势

动作一：接上式。右脚尖内扣约45°，左脚收至右脚内侧成丁步；同时，身体左转约90°；两手握固于腰间章门穴不变；目随转体视左前方（图 75、图 75 侧）。

动作二：左脚向前迈一大步，成左弓步；同时，两拳提至肩部云门穴，并内旋变"虎爪"，向前扑按，如虎扑食，肘稍屈；目视前方（图 76、图 76 侧）。

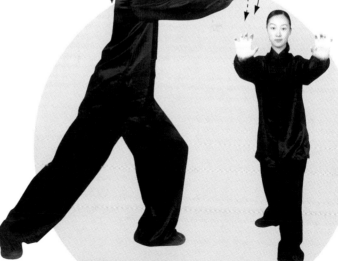

图 76

图 76 侧

易筋经　五禽戏

八段锦　六字诀

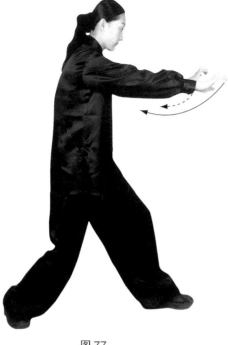

图 77

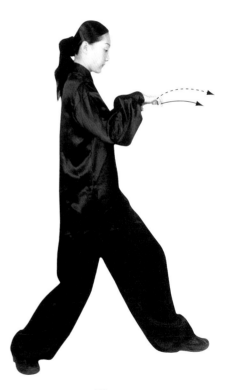

图 78

动作三：躯干由腰到胸逐节屈伸，重心随之前后适度移动；同时，两手随躯干屈伸向下、向后、向上、向前绕环一周（图77、图78、图79）。随后上体下俯，两"爪"下按，十指着地；后腿屈膝，脚趾着地；前脚跟稍抬起；随后

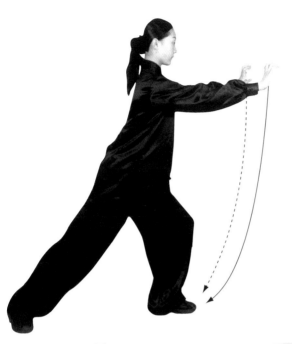

图 79

塌腰、挺胸、抬头、瞪目；动作稍停，目视前上方（图80、图80侧）。

年老体弱者可俯身，两"爪"向前下按至左膝前两侧，顺势逐步塌腰、挺胸、抬头、瞪目。动作稍停。

51

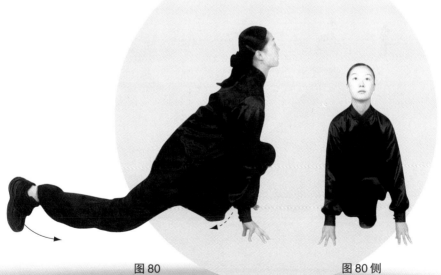

图 80   图 80 侧

易筋经   五禽戏

八段锦   六字诀

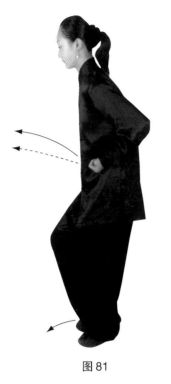

动作四：起身，双手握固收于腰间章门穴；身体重心后移，左脚尖内扣约135°；身体重心左移；同时，身体右转180°，右脚收至左脚内侧成丁步（图81）。

右卧虎扑食势

右卧虎扑食势与左卧虎扑食势动作相同，惟方向相反（图82、图83）。

图 81

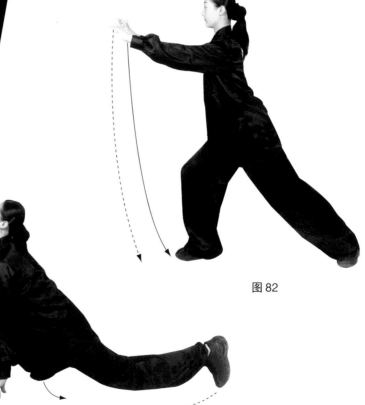

图 82

图 83

动作要点

1. 用躯干的蠕动带动双手前扑绕环。
2. 抬头、瞪目时，力达指尖，腰背部成反弓形。
3. 年老和体弱者可根据自身状况调整动作幅度。

易犯错误

1. 俯身时耸肩，含胸，头晃动。
2. 做"虎爪"时，五指未屈或过屈。

纠正方法

1. 躯干直立，目视前上方。
2. 五指末端弯曲，力在指尖。

功理与作用

1. 中医认为"任脉[1]为阴脉之海"，统领全身阴经之气。通过虎扑之势，身体的后仰，胸腹的伸展，可使任脉得以疏伸及调养，同时可以调和手足三阴之气。

2. 改善腰腿肌肉活动功能，起到强健腰腿的作用。

文献口诀

两足分蹲身似倾	屈伸左右髋相更
昂头胸做探前势	偃背腰还似砥平
鼻息调元均出入	指尖著地赖支撑
降龙伏虎神仙事	学得真形也卫生

---

[1] 任脉：奇经八脉之一。起始于中极之下的会阴部分，上至毛际而入腹内，沿前正中线到达咽喉，上行颏下，循面部而进入目内。

易筋经　　　　五禽戏

八段锦　　　　六字诀

第十一式 打躬势

动作一：接上式。起身，身体重心后移，随之身体转正；右脚尖内扣，脚尖向前，左脚收回，成开立姿势；同时，两手随身体左转放松，外旋，掌心向前，外展至侧平举后，两臂屈肘，两掌掩耳，十指扶按枕部，指尖相对，以两手食指弹拨中指击打枕部7次(即鸣天鼓)；目视前下方（图84、图85）。

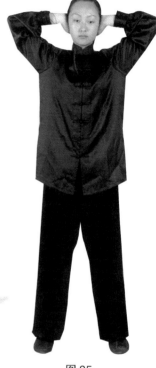

图85

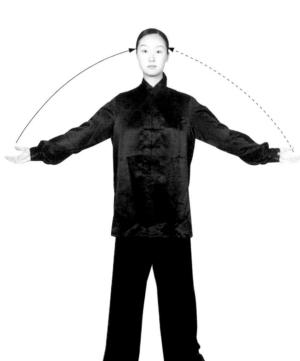

图84

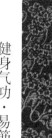

动作二：身体前俯由头经颈椎、胸椎、腰椎、骶椎，由上向下逐节缓缓牵引前屈，两腿伸直；目视脚尖，停留片刻（图86、图86侧）。

动作三：由骶椎至腰椎、胸椎、颈椎、头，由下向上依次缓缓逐节伸直后成直立；同时两掌掩耳，十指扶按枕部，指尖相对；目视前下方（图87）。

图 87

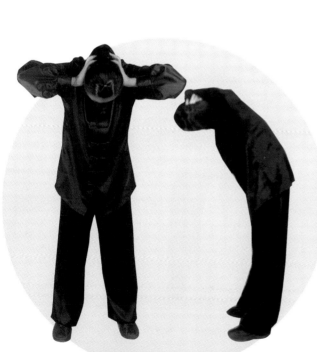

图 86   图 86 侧

易筋经   五禽戏

八段锦   六字诀

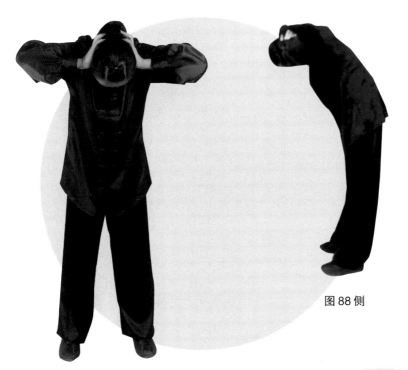

图 88 侧

图 88

重复二至三动3遍，逐渐加大身体前屈幅度，并稍停。第一遍前屈小于90°，第二遍前屈约90°，第三遍前屈大于90°（图88、图88侧、图89、图89侧、图90、图90侧）。年老体弱者可分别前屈约30°，约45°，约90°。

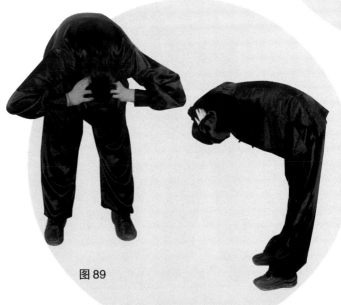

图 89

图 89 侧

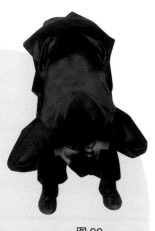

图90

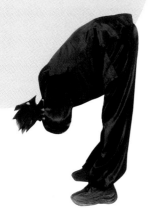

图90侧

动作要点

1. 体前屈时，直膝，两肘外展。

2. 体前屈时，脊柱自颈向前拔伸卷曲如勾；后展时，从尾椎向上逐节伸展。

3. 年老和体弱者可根据自身状况调整前屈的幅度。

易犯错误

体前屈和起身时，两腿弯曲，动作过快。

纠正方法

体松心静，身体缓缓前屈和起身，两腿伸直。

功理与作用

1. 中医认为"督脉[1]为阳脉之海"，总督一身阳经之气。通过头、颈、胸、腰、髋椎逐节牵引屈、伸，背部的督脉得到充分锻炼，可使全身经气发动，阳气充足，身体强健。

2. 可改善腰背及下肢的活动功能，强健腰腿。

3. "鸣天鼓"有醒脑、聪耳、消除大脑疲劳功效。

文献口诀

两手齐持脑　　垂腰至膝间
头惟探胯下　　口更啮牙关
舌尖还抵腭　　力在肘双弯
掩耳聪教塞　　调元气自闲

健身气功·易筋经

动作说明

57

---

1 督脉：奇经八脉之一。起于胞中，下出会阴，经尾间沿脊柱上行，至项后风池穴进入脑内，沿头部正中线经头顶、前额、鼻至龈交穴止。

易筋经　　五禽戏
八段锦　　六字诀

第十二式 掉尾势

接上式。起身直立后，两手猛然拔离开双耳（即拔耳）（图91）。手臂自然前伸，十指交叉相握，掌心向内（图92、图93）。屈肘，翻掌前伸，掌心向外（图94、图94侧）。然后屈肘，转掌心向下内收于胸前；身体前屈

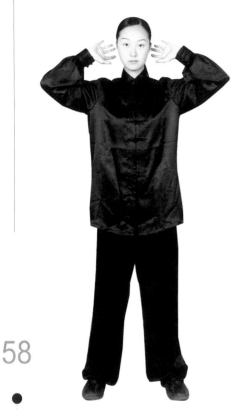

图91

塌腰、抬头，两手交叉缓缓下按；目视前方（图95、图96、图96侧）。年老和体弱者身体前屈，抬头，两掌缓缓下按可至膝前。

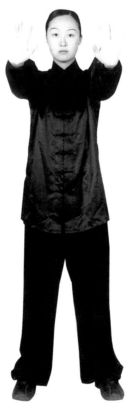

图92

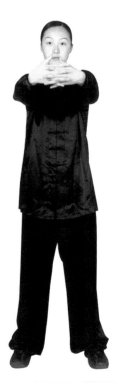

图93

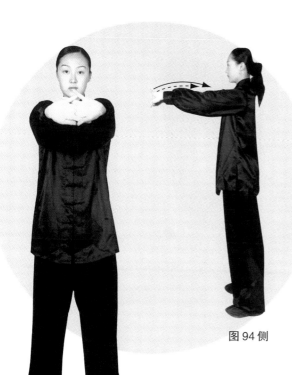

图 94 侧

图 94

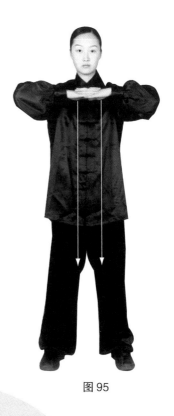

图 95

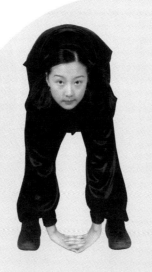

图 96

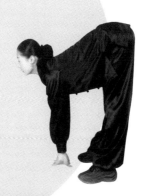

图 96 侧

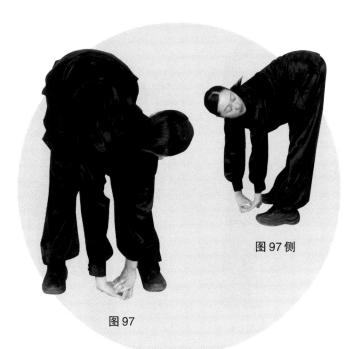

图 97 侧

图 97

动作一：头向左后转，同时，臀向左前扭动；目视尾闾[1]（图 97、图 97 侧）。

动作二：两手交叉不动，放松还原至体前屈（图 98）。

动作三：头向右后转，同时，臀向右前扭动；目视尾闾（图 99）。

动作四：两手交叉不动，放松还原至体前屈（图 100）。

重复一至四动 3 遍。

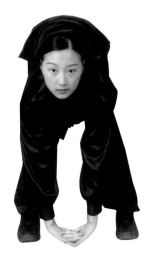

图 98

---

1 尾闾：在尾骶骨末节。

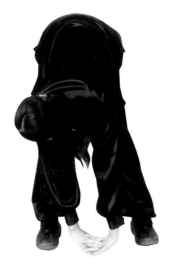

图 99

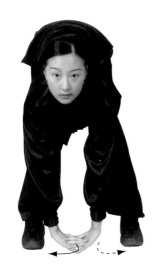

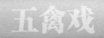

图 100

动作要点

1. 转头扭臀时,头与臀部做相向运动。

2. 高血压、颈椎病患者和年老体弱者,头部动作应小而轻缓。另外,应根据自身情况调整身体前屈和臀部扭动的幅度和次数。

3. 配合动作,自然呼吸,意识专一。

易犯错误

摇头摆臀,交叉手及重心左右移动。

纠正方法

交叉手下按固定不动,同时注意体会同侧肩与髋相合。

功理与作用

1. 通过体前屈及抬头、掉尾的左右屈伸运动,可使任、督二脉及全身气脉在此前各势动作锻炼的基础上得以调和,练功后全身舒适、轻松。

2. 可强化腰背肌肉力量的锻炼,有助于改善脊柱各关节和肌肉的活动功能。

文献口诀

膝直膀伸　　推手至地
瞪目昂头　　凝神一志

收势

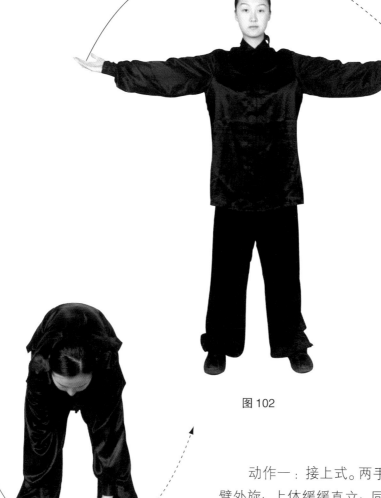

图 102

图 101

动作一：接上式。两手松开，两臂外旋；上体缓缓直立；同时，两臂伸直外展成侧平举，掌心向上，随后两臂上举，肘微屈，掌心向下；目视前下方（图 101、图 102、图 103）。

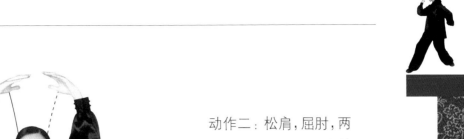

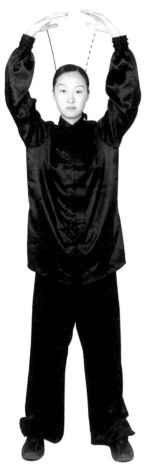

动作二：松肩，屈肘，两臂内收，两掌经头、面、胸前下引至腹部，掌心向下；目视前下方（图104）。

图103

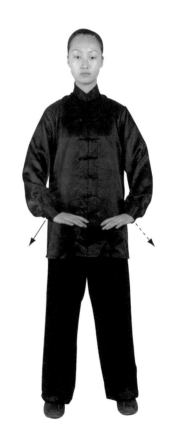

图104

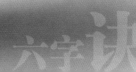

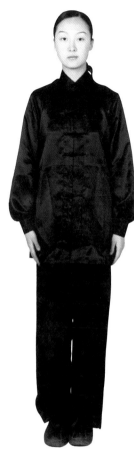

图 105

重复一至二动 3 遍。

两臂放松还原，自然垂于体侧；左脚收回，并拢站立；舌抵上腭；目视前方（图 105）。

动作要点

1. 第一、二次双手下引至腹部以后，意念继续下引，经涌泉穴[1]入地。最后一次则意念随双手下引至腹部稍停。

2. 下引时，两臂匀速缓缓下行。

易犯错误

两臂上举时仰头上视。

纠正方法

头正，目视前下方。

功理与作用

1. 通过上肢的上抱下引动作，可引气回归于丹田。

2. 起到调节放松全身肌肉、关节的作用。

---

1 涌泉穴：在足底部，当对第二庶骨间隙的中点凹陷处。

【五禽戏】

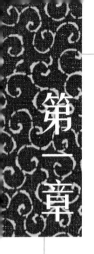

第一章　"健身气功·五禽戏"功法源流

五禽戏的起源可以追溯到我国远古时代。据史料记载，当时中原大地江河泛滥，湿气弥漫，不少人患了于关节不利的"重腿"之症，为此，"乃制为舞"，"以利导之"。具有"利导"作用的"舞"，正是远古中华气功导引的一种萌芽。《吕氏春秋·古乐篇》也有类似记载。这种"舞"与模仿飞禽走兽动作、神态有关，我们可以在考古文物和历代文献中找到其依据。《庄子》说："吹呴呼吸，吐故纳新，熊经鸟申（伸），为寿而已矣。"其中，"熊经鸟伸"就是对古代养生之士模仿动物姿势习练气功的生动而形象的描绘。1973年湖南长沙马王堆三号汉墓出土的44幅帛书《导引图》中也有不少模仿动物的姿势，如"龙登""鹞背""熊经"，有的图虽然注文残缺，但仍可看出模仿猴、猫、犬、鹤、燕以及虎豹扑食等形状。

对华佗编创五禽戏的记载最早见于西晋时陈寿的《三国志·华佗传》："吾有一术，名五禽之戏，一曰虎，二曰鹿，三曰熊，四曰猨（猿），五曰鸟。亦以除疾，并利蹏（蹄）足，以当导引。"南北朝时范晔在《后汉书·华佗传》中的记载与此基本相同，只是对个别文字略作修饰，全段并没有太大出入。这些史书证明了华佗编创五禽戏确有其事，遗憾的是仅有以上文字，未及其他，动作更无从引证。

从现有文献资料看，南北朝时名医陶弘景所著的《养性延命录》最早用文字描述了五禽戏的具体动作。由于南北朝距东汉末年不过300年，因此，可以认为该套五禽戏动作可能比较接近华佗创编的五禽戏，但是习练起来动作难度较大。此后，明代周履靖的《夷门广牍·赤凤髓》、清代曹无极的《万寿仙书·导引篇》和席锡蕃的《五禽舞功法图说》等著作中，都以图文并茂的形式，比较详细地描述了五禽戏的习练方法。这些五禽戏功法与《养性延命录》所载有较大出入，"五禽"动作均为单式，排序也变为"虎、熊、鹿、猿、鸟"。但其文字说明不仅描述了"五禽"的动作，而且还有神态的要求，并结合了气血的运行。这些宝贵的文献资料为后人的研究提供了重要依据。

五禽戏发展至今，已形成不少流派，每个流派都有着各不相同的风格和特点，有些甚至冠以华佗之

名。总的来看，他们都是根据"五禽"动作，结合自身练功体验所编的"仿生式"导引法，以活动筋骨、疏通气血、防病治病、健身延年为目的。其中，有偏重肢体运动，模仿"五禽"动作，意在健身强体的，为外功型，即通常所说的五禽戏；有仿效"五禽"神态，以内气运行为主，重视意念锻炼的，为内功型，如五禽气功图；有以刚为主，通过拍打、按摩来治疗疾病，甚至被用于散手技击、自卫御敌的，如五禽拳、五禽散手等；还有以柔劲为主，讲究动作姿势优美矫健，以舞蹈形式出现的，如五禽舞、五禽舞功法图说等。

"健身气功·五禽戏"的动作编排按照《三国志·华佗传》的记载，顺序为虎、鹿、熊、猿、鸟；动作简便易学，数量沿用了陶弘景《养性延命录》的描述，为10个动作，每戏2动，并在功法的开始和结束增加了起势调息和引气归元，体现了形、意、气的合一，符合习练者特别是中

老年人运动的规律；动作素材来源于传统，在古代文献的基础上，汲取精华，加以提炼、改进；动作设计考虑与形体美学、现代人体运动学有机结合，体现时代特征和科学健身理念；功法符合中医基础理论、五禽的秉性特点，配合中医脏腑、经络学说，既有整体的健身作用，又有每一戏的特定功效；动作仿效虎之威猛、鹿之安舒、熊之沉稳、猿之灵巧、鸟之轻捷，力求蕴含"五禽"的神韵，形神兼备，意气相随，内外合一。

68

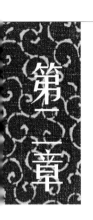

第二章 "健身气功·五禽戏"功法特点

一、安全易学，左右对称

"健身气功·五禽戏"是在对传统五禽戏进行挖掘整理的基础上编创的，便于广大群众习练。因此，动作力求简捷，左右对称，平衡发展，既可全套连贯习练，也可侧重多练某戏，还可只练某戏，运动量较为适中，属有氧训练，各人可根据自身情况调节每势动作的运动幅度和强度，安全可靠。

整套功法虽然动作相对简单，但每一动作无论是动姿或静态，都有细化、精化的余地。如"虎举"，手型的变化，就可细化为撑掌、屈指、拧拳三个过程；两臂的举起和下落，

又可分为提、举、拉、按四个阶段，并将内劲贯注于动作的变化之中，眼神要随手而动，带动头部的仰俯变化。待动作熟练后，还可按照起吸落呼的规律以及虎的神韵要求，内外合一地进行锻炼。习练者可根据自己的身体条件和健康状况，循序渐进，逐步提高。

二、引伸肢体，动诸关节

本功法动作体现了身体躯干的全方位运动，包括前俯、后仰、侧屈、拧转、折叠、提落、开合、缩放等各种不同的姿势，对颈椎、胸椎、腰椎等部位进行了有效的锻炼。总的来看，新功法以腰为主轴

和枢纽，带动上、下肢向各个方向运动，以增大脊柱的活动幅度，增强健身功效。

本功法特别注意手指、脚趾等关节的运动，以达到加强远端血液微循环的目的。同时，还注意对平时活动较少或为人们所忽视的肌肉群的锻炼。例如，在设计"鹿抵""鹿奔""熊晃""猿提""鸟伸"等动作时，就充分考虑了这些因素。试验点教学效果检测对比数据也证实了这些动作的独特作用，有关指标呈现出较为明显的变化。

三、外导内引，形松意充

古人将"导引"解释为"导气令和，引体令柔"。所谓"导气令和"，主要指疏通调畅体内气血和调顺呼吸之气；所谓"引体令柔"，就是指活利关节、韧带、肌肉的肢体运动。"健身气功·五禽戏"是以模仿动物姿势、以动为主的功法，根据动作的升降开合，以形引气。虽然"形"显

示于外，但为内在的"意""神"所系。外形动作既要仿效虎之威猛、鹿之安舒、熊之沉稳、猿之灵巧、鸟之轻捷，还要力求蕴含"五禽"的神韵，意气相随，内外合一。例如"熊运"，外形动作为两手在腹前划弧，腰、腹部同步摇晃，实则要求丹田内气也要随之运使，呼吸之气也要按照提吸落呼的规律去做，以达到"心息相依"的要求。

习练过程在保持功法要求的正确姿势前提下，各部分肌肉应尽量保持放松，做到舒适自然，不僵硬，不拿劲，不软塌。只有肢体松沉自然，才能做到以意引气，气贯全身；以气养神，气血通畅，从而增强体质。

四、动静结合，练养相兼

"健身气功·五禽戏"模仿"五禽"的动作和姿势，舒展肢体，活络筋骨，同时在功法的起势、收势以及每一戏结束后，配以短暂的静功站

桩，诱导习练者进入相对平稳的状态和"五禽"的意境，以此来调整气息、宁心安神，起到"外静内动"的功效。具体来说，肢体运动时，形显示于外，但意识、神韵贯注于动作中，排除杂念，思想达到相对的"入静"状态；进行静功站桩时，虽然形体处于安静状态，但是必须体会到体内的气息运行以及"五禽"意境的转换。动与静的有机结合，两个阶段相互交替出现，起到练养相兼的互补作用，可进一步提高练功效果。

健 身 气 功 · 五 禽 戏

功法特点

71

易筋经　　五禽戏

八段锦　　六字诀

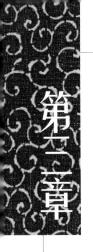

第三章

"健身气功·五禽戏"习练要领

习练"健身气功·五禽戏",必须把握好"形、神、意、气"四个环节。

一、形

形,即练功时的姿势。古人说:"形不正则气不顺,气不顺则意不宁,意不宁则神散乱",说明姿势在练功中的重要性。开始练功时,头身正直,含胸垂肩,体态自然,使身体各部位放松、舒适,不仅肌肉放松,而且精神上也要放松,呼吸要调匀,逐步进入练功状态。开始

习练每戏时,要根据动作的名称含义,做出与之相适应的动作造型,动作到位,合乎规范,努力做到"演虎像虎""学熊似熊"。特别是对动作的起落、高低、轻重、缓急、虚实要分辨清楚,不僵不滞,柔和灵活,以达到"引挽[1]腰体,动诸关节,以求难老"的功效。

二、神

神,即神态、神韵。养生之道在于"形神合一"。习练健身气功应当做到"惟神是守"。只有"神"

---

1 挽:即"牵""拉"之意。

守于"中"，而后才能"形"全于"外"。所谓"戏"，有玩耍、游戏之意，这也是"健身气功·五禽戏"与其他健身气功功法不同之处。只有掌握"五禽"的神态，进入玩耍、游戏的意境，神韵方能显现出来，动作形象才可能逼真。虎戏要仿效虎的威猛气势，虎视眈眈；鹿戏要仿效鹿的轻捷舒展，自由奔放；熊戏要仿效熊的憨厚刚直，步履沉稳；猿戏要仿效猿的灵活敏捷，轻松活泼；鸟戏要仿效鹤的昂首挺立，轻盈潇洒。

三、意

意，即意念、意境。《黄帝内经》指出："心为五脏六腑之大主，心动五脏六腑皆摇。"这里的"心"指的是大脑，说明人的思维活动和情绪变化都能影响五脏六腑的功能。因此，在习练中，要尽可能排除不利于身体健康的情绪和思想，创造一个美好的内环境。开始练功时，可以通过微想腹部下丹田[1]处，使思想集中，排除杂念，做到心静神凝。习练每戏时，逐步进入"五禽"的意境，模仿不同动物的不同动作。练"虎戏"时，要意想自己是深山中的猛虎，伸展肢体，抓捕食物；练"鹿戏"时，要意想自己是原野上的梅花鹿，众鹿戏抵，伸足迈步；练"熊戏"时，要意想自己是山林中的黑熊，转腰运腹，自由漫行；练"猿戏"时，要意想自己是置于花果山中的灵猴，活泼灵巧，摘桃献果；练"鸟戏"时，要意想自己是江边仙鹤，抻筋拔骨，展翅飞翔。意随形动，气随意行，达到意、气、形合一，以此来疏通经络，调畅气血。

---

1 下丹田：一般指脐下小腹中心部位。

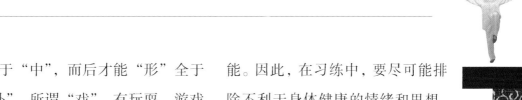

四、气

气，即指练功时对呼吸的锻炼，也称调息。就是习练者有意识地注意呼吸调整，不断去体会、掌握、运用与自己身体状况或与动作变化相适应的呼吸方法。对于初学者，应先学会动作，明确其含义，使姿势达到舒适准确。待身体放松、情绪安宁后，逐渐注意调整呼吸。古人说："使气则竭，屏气则伤"，应引以为戒。习练"健身气功·五禽戏"时，呼吸和动作的配合有以下规律：起吸落呼，开吸合呼，先吸后呼，蓄吸发呼。其主要呼吸形式有自然呼吸、腹式呼吸、提肛呼吸等，可根据姿势变化或劲力要求而选用。但是，不管选用何种呼吸形式，都要求松静自然，不能憋气。同时，呼吸的"量"和"劲"都不能太过、太大，以不疾不徐为宜，逐步达到缓慢、细匀、深长的程度，以利身体健康。

另外，在习练中特别要注意以下两个方面：

（一）由浅入深

"健身气功·五禽戏"包括起势、收功，共12个动作。虽然动作相对简单，容易学会，但要练得纯熟，动作细化、精化，必须经过一段时间的认真习练。因此，初学者必须先掌握动作的姿势变化和运行路线，搞清来龙去脉，跟随他人一起边模仿边练习，尽快融入集体习练中，初步做到"摇筋骨，动肢节"即可。随后，在习练中要注意动作的细节，可采取上、下肢分解练习，再过渡到以腰为轴的完整动作习练，最后进行逐动、逐戏和完整功法的习练，使动作符合规范，并达到熟练的程度。此时，就要注意动作和呼吸、意识、神韵的结合，充分理解动作的内涵和意境，真正达到"形神兼备、内外合一"。特别需要指出的是，不要动作还没真正搞清，就想追求内在的体验，这是不可能的，甚至会出现不良后果。练功必须由简到繁，由浅入深，循序渐进，逐步掌握。只有这样，才能保证把基础打好，防止出现偏差。

（二）因人而异

习练时，中老年人，尤其是患有各种慢性疾病者，需要根据自身体质状况来进行。动作的速度、步姿的高低、幅度的大小、锻炼的时间、习练的遍数、运动量的大小都应很好把握。其原则是练功后感到精神愉快，心情舒畅，肌肉略感酸胀，但不感到太疲劳，不妨碍正常的工作和生活。切忌急于求成，贪多求快。

健身气功·五禽戏

习练要领

75

易筋经　五禽戏

八段锦　六字诀

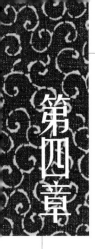

"健身气功·五禽戏"动作说明

第一节 手型、步型和平衡

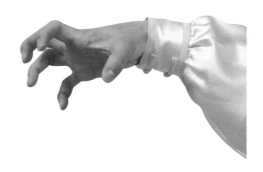

图1

一、基本手型

虎爪

五指张开，虎口撑圆，第一、二指关节弯曲内扣（图1）。

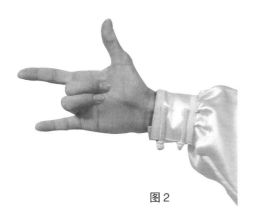

图2

鹿角

拇指伸直外张，食指、小指伸
直，中指、无名指弯曲内扣（图2）。

熊掌

拇指压在食指指端上，其余四
指并拢弯曲，虎口撑圆（图3）。

猿钩

五指指腹捏拢，屈腕（图4）。

鸟翅

五指伸直，拇指、食指、小指
向上翘起，无名指、中指并拢向下
（图5）。

握固

拇指抵掐无名指根节内侧，其
余四指屈拢收于掌心（图6）。

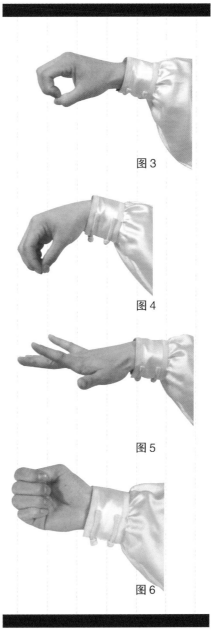

图3

图4

图5

图6

易筋经　　五禽戏

八段锦　　六字诀

二、基本步型

弓步

两腿前后分开一大步，横向之间保持一定宽度，右（左）腿屈膝前弓，大腿斜向地面，膝与脚尖上下相对，脚尖微内扣；左（右）腿自然伸直，脚跟蹬地，脚尖稍内扣，全脚掌着地（图7）。

虚步

右（左）脚向前迈出，脚跟着地；脚尖上翘，膝微屈；左（右）腿屈膝下蹲，全脚掌着地，脚尖斜向前方，臀部与脚跟上下相对。身体重心落于左（右）腿（图8）。

丁步

两脚左右分开，间距10～20厘米；两腿屈膝下蹲，左（右）脚脚跟提起，脚尖着地，虚点地面，置于右（左）脚脚弓处，右（左）腿全脚掌着地踏实（图9）。

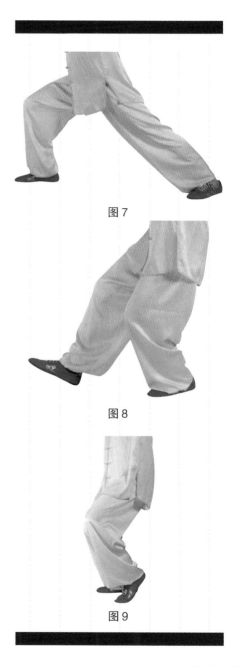

图7

图8

图9

三、平衡

提膝平衡

左（右）腿直立站稳，上体正直；右（左）腿在体前屈膝上提，小腿自然下垂，脚尖向下（图10）。

后举腿平衡

右（左）腿蹬直站稳，左（右）腿伸直，向体后举起，脚面绷平，脚尖向下（图11）。

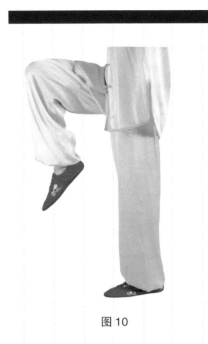

图 10

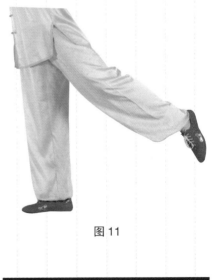

图 11

第二节　动作图解

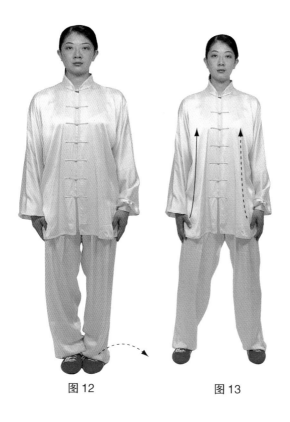
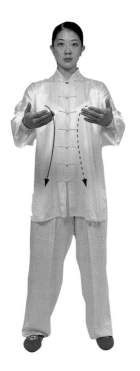

图 12　　　　　　　　　　图 13　　　　　　　　　　图 14

预备势　起势调息

动作一：两脚并拢，自然伸直；两手自然垂于体侧；胸腹放松，头项正直，下颏微收，舌抵上腭；目视前方（图 12）。

动作二：左脚向左平开一步，稍宽于肩，两膝微屈，松静站立；调息数次，意守丹田（图 13）。

动作三：肘微屈，两臂在体前向上、向前平托，与胸同高（图 14）。

80

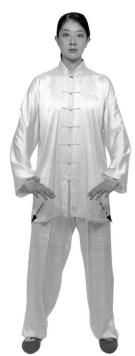

动作四：两肘下垂外展，两掌向内翻转，并缓慢下按于腹前；目视前方（图15）。

重复三至四动2遍后，两手自然垂于体侧（图16）。

图15

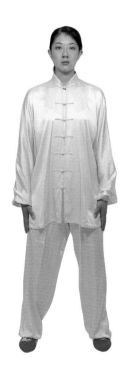

图16

动作要点

1. 两臂上提下按，意在两掌劳宫穴[1]，动作柔和、均匀、连贯。

2. 动作也可配合呼吸，两臂上提时吸气，下按时呼气。

易犯错误

1. 向左开步时，两膝过分挺直，身体左右摇晃。

2. 两掌上提下按时，运行路线直来直去，两肘尖外扬，肩膀上耸。

纠正方法

1. 开步前，两膝先微屈；开步时，身体重心先落于右脚，左脚提起后，再缓缓向左移动，左脚掌先着地，使重心保持平稳。

2. 意念沉肩，再两臂起动，肘尖有下垂感觉，两掌上提、内合、下按，运行路线成弧线，圆活自然。

功理与作用

1. 排除杂念，诱导入静，调和气息，宁心安神。

2. 吐故纳新，升清降浊，调理气机。

---

1 劳宫穴：在掌中央，第二、三掌骨之间；握拳，中指尖所点处。

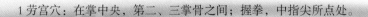

易筋经　　五禽戏

八段锦　　六字诀

虎戏

"虎戏"要体现虎的威猛。神发于目,虎视眈眈;威生于爪,伸缩有力;神威并重,气势凌人。动作变化要做到刚中有柔、柔中生刚、外刚内柔、刚柔相济,具有动如雷霆无阻挡、静如泰山不可摇的气势。

第一式 虎 举

动作一: 接上式。两手掌心向下,十指撑开,再弯曲成虎爪状;目视两掌 (图17)。

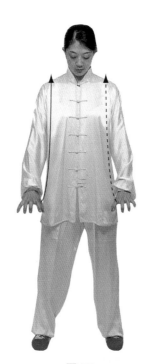

图17

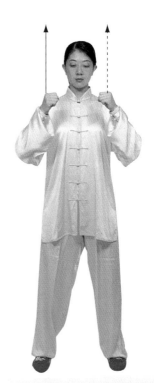

图18

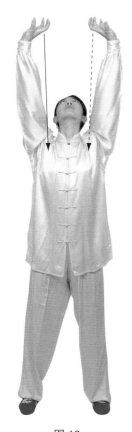

图 19

动作二：随后，两手外旋，由小指先弯曲，其余四指依次弯曲握拳，两拳沿体前缓慢上提（图 18 ）。至肩前时，十指撑开，举至头上方再弯曲成虎爪状；目视两掌（图 19 ）。

动作三：两掌外旋握拳，拳心相对；目视两拳。

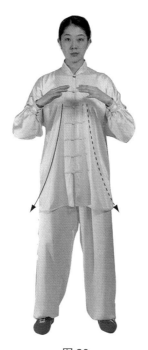

图 20

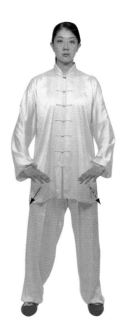

图 21

动作四：两拳下拉至肩前时，变掌下按（图 20 ）。沿体前下落至腹前，十指撑开，掌心向下；目视两掌（图 21 ）。

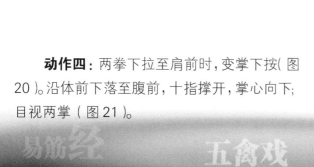

重复一至四动3遍后，两手自然垂于体侧；目视前方（图22）。

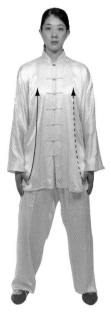

图22

动作要点

1. 十指撑开、弯曲成"虎爪"和外旋握拳，三个环节均要贯注劲力。

2. 两掌向上如托举重物，提胸收腹，充分拔长躯体；两掌下落如拉双环，含胸松腹，气沉丹田。

3. 眼随手动。

4. 动作可配合呼吸，两掌上举时吸气，下落时呼气。

易犯错误

1. 手直接由掌变拳，虎爪状不明显。

2. 两掌上举时，身体后仰，成反弓状。

纠正方法

1. 手指撑开后，先依次屈扣第一、二节指关节，再紧握成拳。

2. 两掌向头部正上方托举，身体与地面保持垂直。

功理与作用

1. 两掌举起，吸入清气；两掌下按，呼出浊气。一升一降，疏通三焦[1]气机，调理三焦功能。

2. 手成"虎爪"变拳，可增强握力，改善上肢远端关节的血液循环。

---

1 三焦：六腑之一，是上焦、中焦、下焦的合称，纵贯于人体的上、中、下三部，有总领五脏六腑经络、内外、上下之气的功能。

第二式　虎　扑

动作一：接上式。两手握空拳，沿身体两侧上提至肩前上方（图23）。

动作二：两手向上、向前划弧，十指弯曲成"虎爪"，掌心向下；同时上体前俯，挺胸塌腰；目视前方（图24、图24侧）。

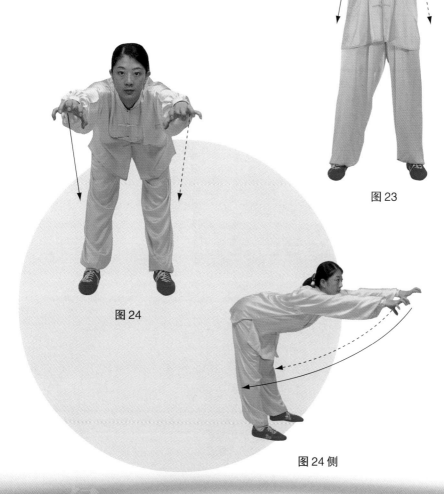

图23

图24

图24侧

易筋经　五禽戏

八段锦　六字诀

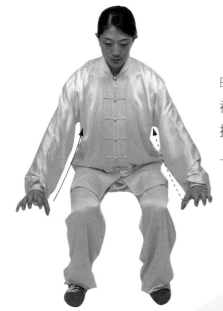

动作三：两腿屈膝下蹲，收腹含胸；同时，两手向下划弧至两膝侧，掌心向下；目视前下方（图25）。随后，两腿伸膝，送髋，挺腹，后仰；同时，两掌握空拳，沿体侧向上提至胸侧；目视前上方（图26、图26侧）。

图25

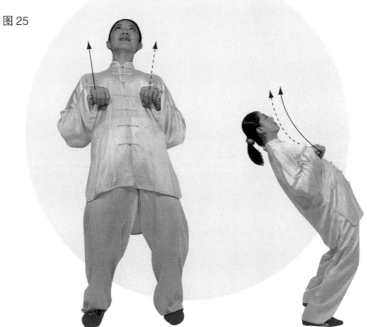

图26   图26侧

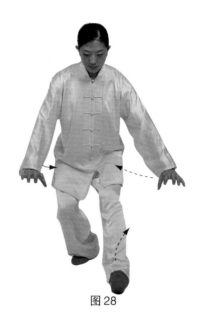

图 28

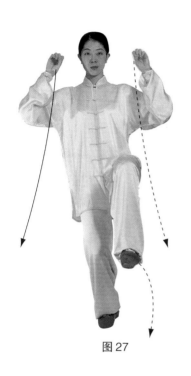

图 27

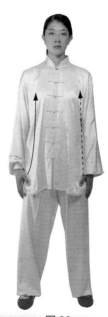

图 29

动作四：左腿屈膝提起，两手上举（图27）。左脚向前迈出一步，脚跟着地，右腿屈膝下蹲，成左虚步；同时上体前倾，两拳变"虎爪"向前、向下扑至膝前两侧，掌心向下；目视前下方（图28）。随后上体抬起，左脚收回，开步站立；两手自然下落于体侧；目视前方（图29）。

易筋经   五禽戏

八段锦   六字诀

动作五至动作八：同动作一至动作四，惟左右相反（图30、图31、图32、图33、图34、图35、图36）。

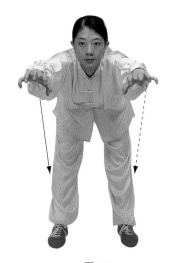

图31

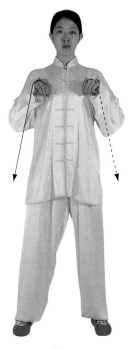

图30

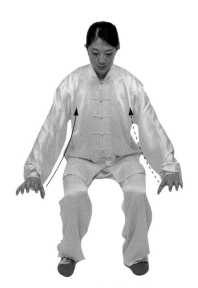

图32

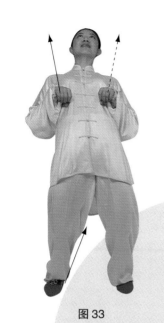

图 33

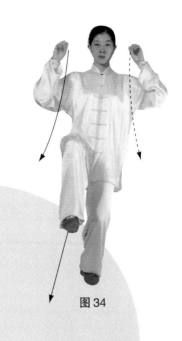

图 34

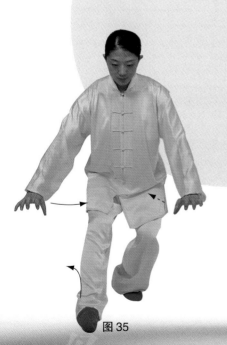

图 35

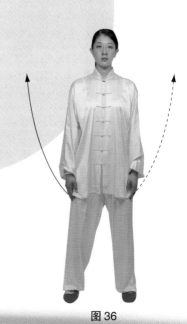

图 36

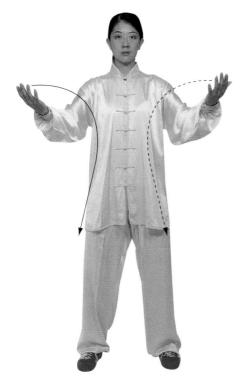

图 37

重复一至八动1遍后,两掌向身体侧
前方举起,与胸同高,掌心向上;目视前
方（图37）。两臂屈肘,两掌内合下按,
自然垂于体侧;目视前方（图38）。

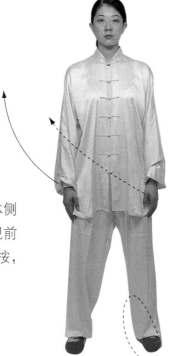

图 38

动作要点

1. 上体前俯，两手尽力向前伸，而臀部向后引，充分伸展脊柱。

2. 屈膝下蹲、收腹含胸要与伸膝、送髋、挺腹、后仰动作过程连贯，使脊柱形成由折叠到展开的蠕动，两掌下按上提要与之配合协调。

3. 虚步下扑时，速度可加快，先柔后刚，配合快速深呼气，气由丹田发出，以气催力，力达指尖，表现出虎的威猛。

4. 中老年习练者和体弱者，可根据情况适当减小动作幅度。

易犯错误

1. "虎爪"和握拳两种手型的变化过程掌握不当。

2. 身体由折弯到展开不够充分，两手配合不够协调。

3. 向前迈步成虚步时，重心不稳，左右摇晃。

纠正方法

1. 两手前伸抓扑时，拳变"虎爪"，力达指尖，由柔转刚；两掌向里划弧回收时，"虎爪"屈拢，轻握空拳，由刚转柔。

2. 身体前挺展开时，两手要注意后伸，运行路线要成弧形，协助身体完成屈伸蠕动。

3. 迈步时，两脚横向间距要保持一定宽度，适当增大稳定角度。

功理与作用

1. 虎扑动作形成了脊柱的前后伸展折叠运动，尤其是引腰前伸，增加了脊柱各关节的柔韧性和伸展度，可使脊柱保持正常的生理弧度。

2. 脊柱运动能增强腰部肌肉力量，对常见的腰部疾病，如腰肌劳损、习惯性腰扭伤等症有防治作用。

3. 督脉[1]行于背部正中，任脉[2]行于腹部正中。脊柱的前后伸展折叠，牵动任、督两脉，起到调理阴阳、疏通经络、活跃气血的作用。

---

1 督脉：奇经八脉之一。起于胞中，下出会阴，经尾闾，沿脊柱上行，至项后风池穴进入脑内，沿头部正中线经头顶、前额、鼻至龈交穴止。

2 任脉：奇经八脉之一。起于胞中，下出会阴，上至毛际而入腹内，沿前正中线到达咽喉，上行至下唇内，环绕口唇，在龈交穴接于督脉，并络于两目下。

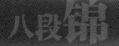

鹿喜挺身眺望，好角抵，运转尾闾[1]，善奔走，通任、督两脉。习练"鹿戏"时，动作要轻盈舒展，神态要安闲雅静，意想自己置身于群鹿中，在山坡草原上自由快乐地活动。

第三式 鹿 抵

动作一：接上式。两腿微屈，身体重心移至右腿，左脚经右脚内侧向左前方迈步，脚跟着地；同时，身体稍右转；两掌握空拳，向右侧摆起，拳心向下，高与肩平；目随手动，视右拳（图39）。

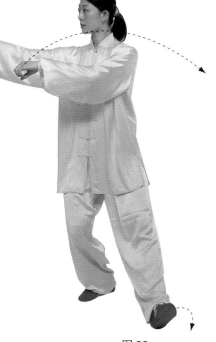

图39

---

1 尾闾：在尾骶骨末节。

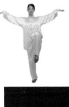

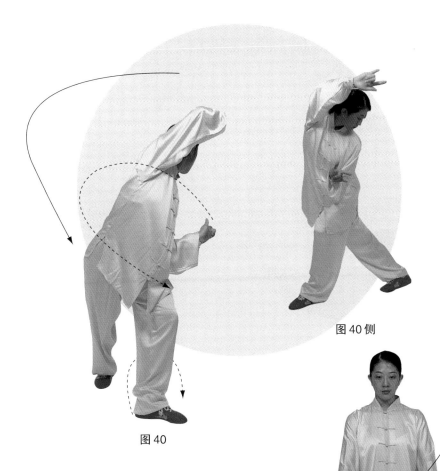

图 40 侧

图 40

动作二：身体重心前移；左腿屈膝，脚尖外展踏实；右腿伸直蹬实；同时，身体左转，两掌成"鹿角"，向上、向左、向后划弧，掌心向外，指尖朝后，左臂弯曲外展平伸，肘抵靠左腰侧；右臂举至头前，向左后方伸抵，掌心向外，指尖朝后；目视右脚跟（图40、图40侧）。随后，身体右转；左脚收回，开步站立；同时两手向上、向右、向下划弧，两掌握空拳下落于体前；目视前下方（图41）。

图 41

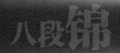

易筋经　　　五禽戏

八段锦　　　六字诀

动作三、四：同动作一、二，惟
左右相反（图42、图43、图44）。
　　动作五至动作八：同动作一至
动作四。
　　重复一至八动1遍。

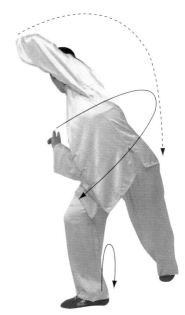

图43

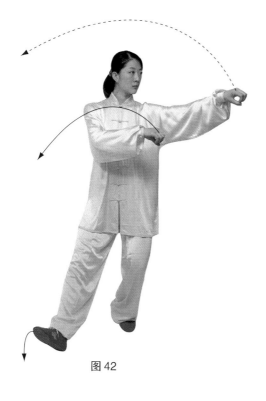

图42

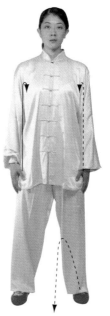

图44

动作要点

1. 腰部侧屈拧转，侧屈的一侧腰部要压紧，另一侧腰部则借助上举手臂后伸，得到充分牵拉。

2. 后脚脚跟要蹬实，固定下肢位置，加大腰、腹部的拧转幅度，运转尾闾。

3. 动作可配合呼吸，两掌向上划弧摆动时吸气，向后伸抵时呼气。

易犯错误

1. 腰部侧屈拧转时，身体过于前倾。

2. 身体侧屈幅度不够，眼看不到后脚跟。

纠正方法

1. 后腿沉髋，有助于上体正直，可加大腰部拧转幅度。

2. 重心前移，增加前腿膝关节弯曲度，同时加大上举手臂向后下方伸展的幅度。

功理与作用

1. 腰部的侧屈拧转，使整个脊椎充分旋转，可增强腰部的肌肉力量，也可防治腰部的脂肪沉积。

2. 目视后脚脚跟，加大腰部在拧转时的侧屈程度，可防治腰椎小关节紊乱等症。

3. 中医认为，"腰为肾之府"。尾闾运转，可起到强腰补肾、强筋健骨的功效。

第四式 鹿 奔

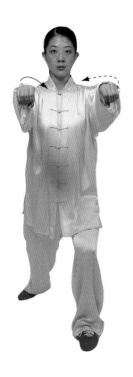

图 45

动作一：接上式。左脚向前跨一步，屈膝，右腿伸直成左弓步；同时，两手握空拳，向上、向前划弧至体前，屈腕，高与肩平，与肩同宽，拳心向下；目视前方（图45）。

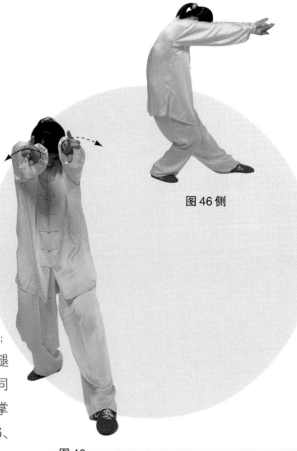

图 46 侧

图 46

动作二：身体重心后移；左膝伸直，全脚掌着地；右腿屈膝；低头，弓背，收腹；同时，两臂内旋，两掌前伸，掌背相对，拳变"鹿角"（图46、图46侧）。

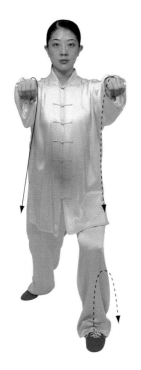

图 47

动作三：身体重心前移，上体抬起；右腿伸直，左腿屈膝，成左弓步；松肩沉肘，两臂外旋，"鹿角"变空拳，高与肩平，拳心向下；目视前方（图 47 ）。

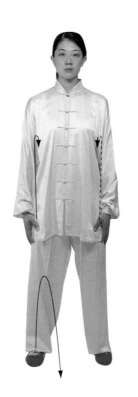

动作四：左脚收回，开步直立；两拳变掌，回落于体侧；目视前方（图 48 ）。

图 48

易筋经　　五禽戏

八段锦　　　　　　六字诀

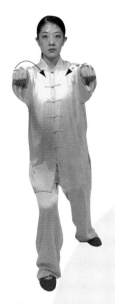

图 49

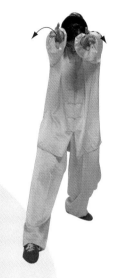

图 50

动作五至动作八：同动作一至动作四，惟左右相反（图49、图50、图51、图52）。

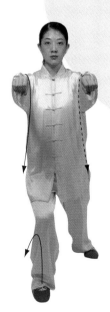

图 51

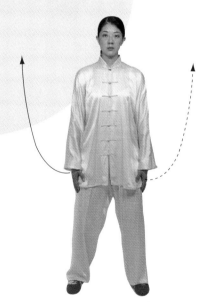

图 52

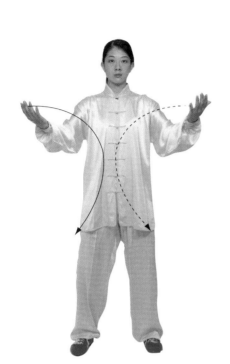

图 53

重复一至八动 1 遍后，两掌向
身体侧前方举起，与胸同高，掌心
向上；目视前方（图 53 ）。屈肘，两
掌内合下按，自然垂于体侧；目视
前方（图 54 ）。

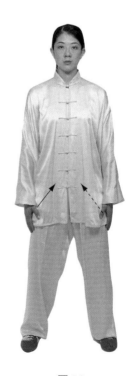

图 54

易筋经　　五禽戏

八段锦　　六字诀

动作要点

1. 提腿前跨要有弧度，落步轻灵，体现鹿的安舒神态。

2. 身体后坐时，两臂前伸，胸部内含，背部形成"横弓"状；头前伸，背后拱，腹收缩，臀内敛，形成"竖弓"状，使腰、背部得到充分伸展和拔长。

3. 动作可配合呼吸。身体后坐时，配合吸气。重心前移时，配合呼气。

易犯错误

1. 落步后两脚成一直线，重心不稳，上体紧张歪扭。

2. 背部"横弓"与躯干"竖弓"不够明显。

纠正方法

1. 脚提起后，向同侧肩部正前方跨步，保持两脚横向宽度。

2. 加大两肩内旋幅度，可增大收胸程度；头、髋前伸，收腹后顶，可增大躯干的后弯幅度。

功理与作用

1. 两臂内旋前伸，肩、背部肌肉得到牵拉，对颈肩综合症、肩关节周围炎等症有防治作用；躯干弓背收腹，能矫正脊柱畸形，增强腰、背部肌肉力量。

2. 向前落步时，气充丹田。身体重心后坐时，气运命门[1]，加强了人的先天与后天之气的交流。尤其是重心后坐，整条脊柱后弯，内夹尾闾，后凸命门，打开大椎[2]，意在疏通督脉经气，具有振奋全身阳气的作用。

---

1 命门：位于腰部后正中线上，当第二腰椎棘突与第三腰椎棘突之间的凹陷处。

2 大椎：位于背上部，当第一胸椎棘突之上与第七颈椎棘突之间的凹陷处。

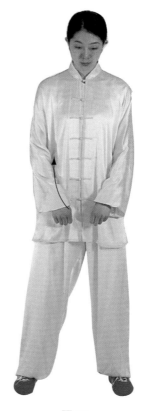

第二戏

熊戏

"熊戏"要表现出熊憨厚沉稳、松静自然的神态。运势外阴内阳，外动内静，外刚内柔，以意领气，气沉丹田；行步外观笨重拖沓，其实笨中生灵，蕴含内劲，沉稳之中显灵敏。

第五式　熊　运

动作一：接上式。两掌握空拳成"熊掌"，拳眼相对，垂于下腹部；目视两拳（图55）。

图55

易筋经　　五禽戏

八段锦　　六字诀

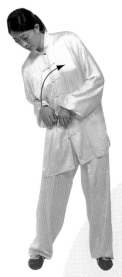

图 56

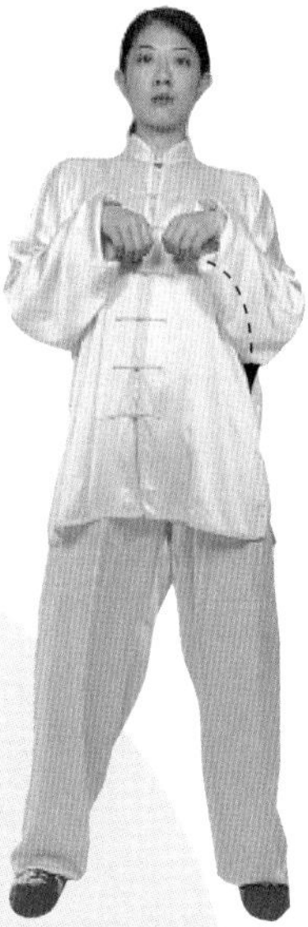

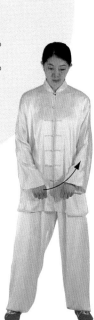

图 57

动作二： 以腰、腹为轴，上体做顺时针摇晃同时，两拳随之沿右肋部、上腹部、左肋部、下腹部划圆；目随上体摇晃环视：（图56、图57、图58、图59）。

动作三、四： 同动作一、二。

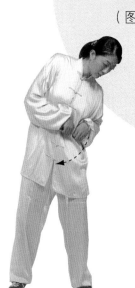

图 58

图 59

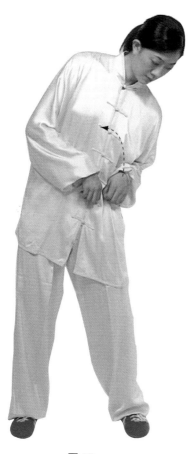

图 60

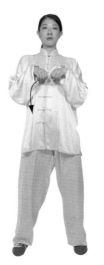

图 61

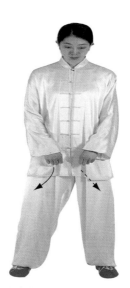

图 62

动作五至动作八：同动作一至动作四，惟左右相反，上体做逆时针摇晃，两拳随之划圆（图60、图61、图62、图63）。

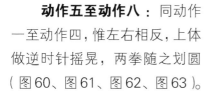

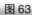

图 63

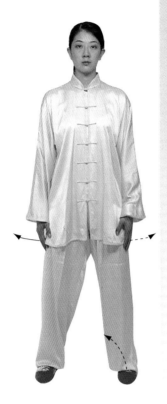

图 64

做完最后一动，两拳变掌下落，自然垂于体侧；目视前方（图64）。

动作要点

1. 两掌划圆应随腰、腹部的摇晃而被动牵动，要协调自然。

2. 两掌划圆是外导，腰、腹摇晃为内引，意念内气在腹部丹田运行。

3. 动作可配合呼吸，身体上提时吸气，身体前俯时呼气。

易犯错误

1. 两掌贴腹太紧或主动划圆形成摩腹动作，没有随腰、腹部的转动协调地进行划圆摆动。

2. 以腰、胯为轴进行转动，或身体摇晃幅度过大。

纠正方法

1. 肩肘放松，两掌轻附于腰、腹，体会用腰腹的摇晃来带动两手运行。

2. 相对固定腰、胯位置，身体摇晃时，在意念上是做立圆摇转。因此，当向上摇晃时，做提胸收腹，充分伸展腰、腹；向下摇晃时，做含胸松腹，挤压脾、胃、肝等中焦区域的内脏器官。

功理与作用

1. 活动腰部关节和肌肉，可防治腰肌劳损及软组织损伤。

2. 腰腹转动，两掌划圆，引导内气运行，可加强脾、胃的运化功能。

3. 运用腰、腹摇晃，对消化器官进行体内按摩，可防治消化不良、腹胀纳呆、便秘腹泻等症。

第六式 熊 晃

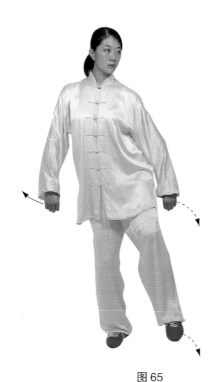

动作一：接上式。身体重心右移；左髋上提，牵动左脚离地，再微屈左膝；两掌握空拳成"熊掌"；目视左前方（图65）。

图65

动作二：身体重心前移；左脚向左前方落地，全脚掌踏实，脚尖朝前，右腿伸直；身体右转，左臂内旋前靠，左拳摆至左膝前上方，拳心朝左；右拳摆至体后，拳心朝后；目视左前方（图66）。

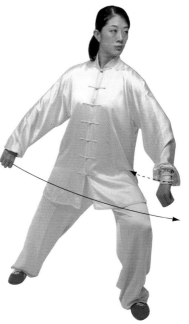

图66

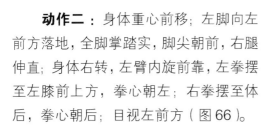

动作三：身体左转，重心后坐；右腿屈膝，左腿伸直；拧腰晃肩，带动两臂前后弧形摆动；右拳摆至左膝前上方，拳心朝右；左拳摆至体后，拳心朝后；目视左前方（图67）。

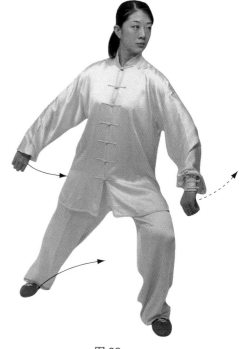

图68

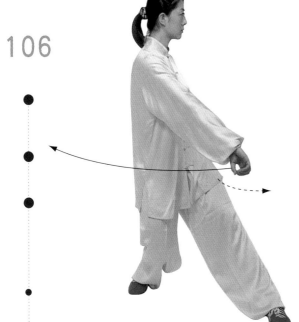

动作四：身体右转，重心前移；左腿屈膝，右腿伸直；同时，左臂内旋前靠，左拳摆至左膝前上方，拳心朝左；右拳摆至体后，拳心朝后；目视左前方（图68）。

图67

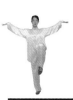

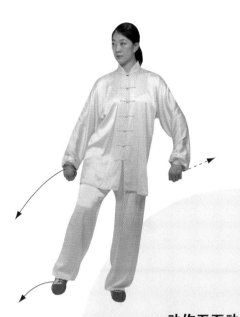

图 69

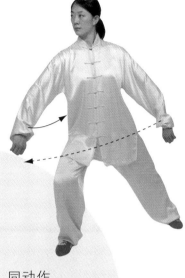

图 70

动作五至动作八：同动作
一至动作四，惟左右相反（图
69、图 70、图 71、图 72）。

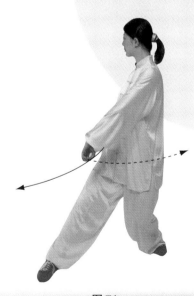

图 71

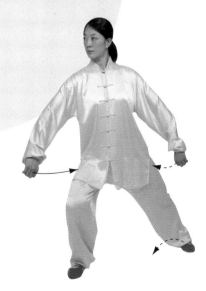

图 72

易筋经　　五禽戏

八段锦　　　　六字诀

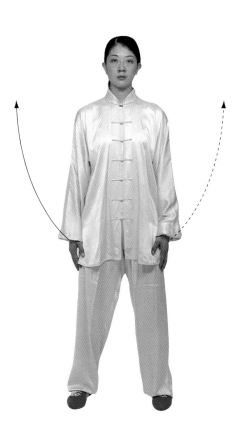

图73

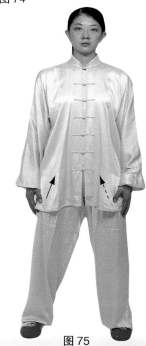

图74

重复一至八动1遍后，左脚上步，开步
站立；同时，两手自然垂于体侧（图73）。两
掌向身体侧前方举起，与胸同高，掌心向上；
目视前方（图74）。屈肘，两掌内合下按，自
然垂于体侧；目视前方（图75）。

图75

动作要点

1. 用腰侧肌群收缩来牵动大腿上提，按提髋、起腿、屈膝的先后顺序提腿。

2. 两脚前移，横向间距稍宽于肩，随身体重心前移，全脚掌踏实，使震动感传至髋关节处，体现熊步的沉稳厚实。

易犯错误

1. 没有提髋动作，直接屈膝提腿，向前迈步。

2. 落步时，脚用力前踏，髋关节处没有震动感。

纠正方法

1. 可先练习左右提髋。方法是：两肩保持水平，重心移向右脚，上提左髋，牵动左腿提起，再原处落下；然后重心左移，上提右髋。以此体会腰侧肌群收缩状态。

2. 提髋，屈膝，身体重心前移，脚自然落地，体重落于全脚掌。同时踝、膝关节放松，使震动感传至髋部。

功理与作用

1. 身体左右晃动，意在两胁，调理肝脾。

2. 提髋行走，加上落步的微震，可增强髋关节周围肌肉的力量，提高平衡能力，有助于防治老年人下肢无力、髋关节损伤、膝痛等症。

第四戏 猿戏

猿生性好动，机智灵敏，善于纵跳，折枝攀树，躲躲闪闪，永不疲倦。习练"猿戏"时，外练肢体的轻灵敏捷，欲动则如疾风闪电，迅敏机警；内练精神的宁静，欲静则似静月凌空，万籁无声，从而达到"外动内静""动静结合"的境界。

第七式　猿　提

动作一：接上式。两掌在体前，手指伸直分开（图76），再屈腕撮拢捏紧成"猿钩"（图77）。

110

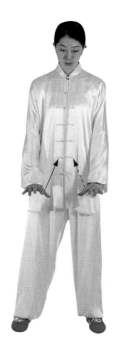
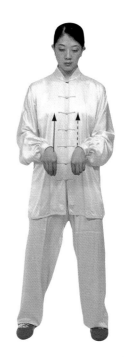

图76　　　　　　　　　　　　　　　图77

动作二 ：两掌上提
至胸，两肩上耸，收腹提
肛；同时，脚跟提起，头
向左转；目随头动，视身
体左侧（图78、图78侧）。

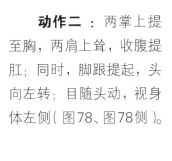

图 78 侧

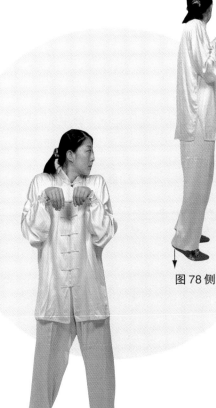

图 78

动作三 ：头转正，两肩下沉，松
腹落肛，脚跟着地；"猿钩"变掌，掌
心向下；目视前方（图79）。

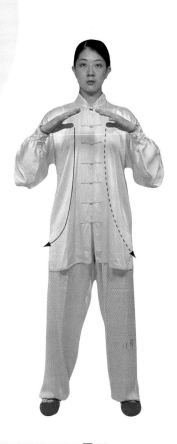

图 79

易筋经　　　五禽戏

八段锦　　　六字诀

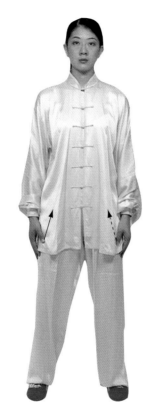
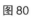

图 80

动作四：两掌沿体
前下按落于休侧；目视
前方（图80）。

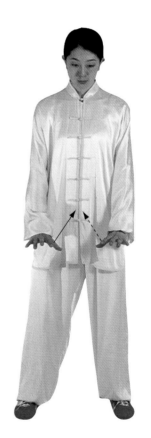

图 81

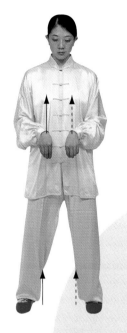

图 82

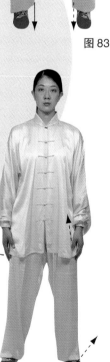

图 83

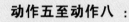

动作五至动作八：

同动作一至动作四，惟头向右转（图81、图82、图83、图84、图85）。

重复一至八动作1遍。

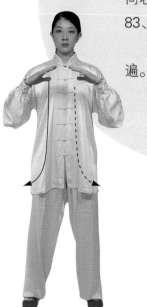

图 84

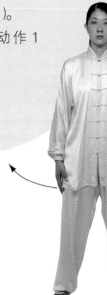

图 85

动作要点

1. 掌指撮拢变钩，速度稍快。

2. 按耸肩、收腹、提肛、脚跟离地、转头的顺序，上提重心。耸肩、缩胸、屈肘、提腕要充分。

3. 动作可配合提肛呼吸。两掌上提吸气时，用意提起会阴部；下按呼气时，放下会阴部。

易犯错误

1. 脚跟离地后，重心不稳，前后晃动。

2. 耸肩不够充分，胸、背部和上肢不能充分团紧。

纠正方法

1. 头部百会穴[1]上领，牵动整个身体垂直向上，起到稳定重心的作用。

2. 以胸部膻中穴[2]为中心，缩项、夹肘、团胸、收腹，可加强胸、背部和上肢的团紧程度。

功理与作用

1. "猿钩"的快速变化，意在增强神经—肌肉反应的灵敏性。

2. 两掌上提时，缩项，耸肩，团胸吸气，挤压胸腔和颈部血管；两掌下按时，伸颈，沉肩，松腹，扩大胸腔体积，可增强呼吸，按摩心脏，改善脑部供血。

3. 提踵直立，可增强腿部力量，提高平衡能力。

---

1 百会穴：在后发际正中直上七寸。简易取穴法：两耳尖连线与头部正中线之交点处。

2 膻中穴：在胸前部，两乳头连线间的中点，一般多平齐第五胸肋关节的高度。

114

第八式　猿　摘

动作一： 接上式。左脚向左后方退步，脚尖点地，右腿屈膝，重心落于右腿；同时，左臂屈肘，左掌成"猿钩"收至左腰侧；右掌向右前方自然摆起，掌心向下（图86）。

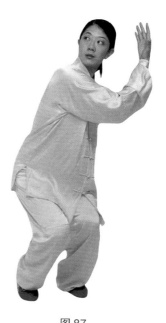

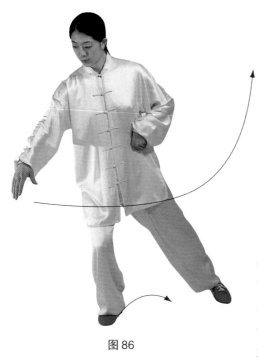

图87

图86

动作二： 身体重心后移；左脚踏实，屈膝下蹲，右脚收至左脚内侧，脚尖点地，成右丁步；同时，右掌向下经腹前向左上方划弧至头左侧，掌心对太阳穴[1]；目先随右掌动，再转头注视右前上方（图87）。

---

1 太阳穴：在头侧，眉梢与目外眦之间向后约1寸凹陷处。

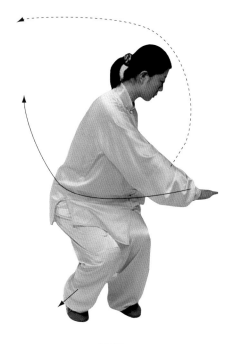

图 88

动作三：右掌内旋，掌心向下，沿体侧下按至左髋侧；目视右掌（图88）。右脚向右前方迈出一大步，左腿蹬伸，身体重心前移；右腿伸直，左脚脚尖点地；同时，右掌经体前向右上方划弧，举至右上侧变"猿钩"，稍高于肩；左掌向前、向上伸举，屈腕撮钩，成采摘势；目视左掌（图89）。

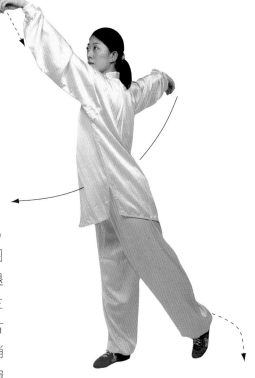

图 89

动作四：身体重心后移；左掌由"猿钩"变为"握固"；右手变掌，自然回落于体前，虎口朝前（图90）。随后，左腿屈膝下蹲，右脚收至左脚内侧，脚尖点地，成右丁步；同时，左臂屈肘收至左耳旁，掌指分开，掌心向上，成托桃状；右掌经体前向左划弧至左肘下捧托；目视左掌（图91）。

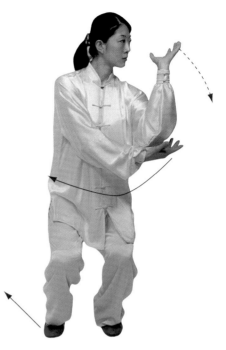

图91

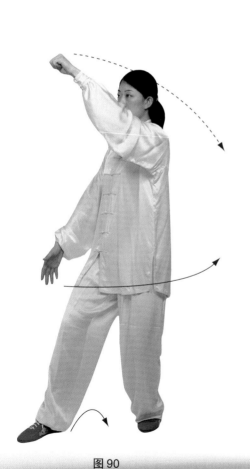

图90

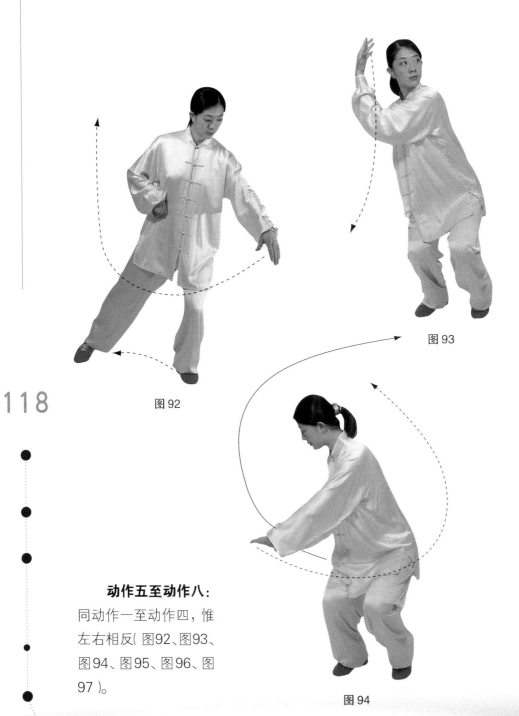

图 93

图 92

动作五至动作八：

同动作一至动作四，惟左右相反（图 92、图 93、图 94、图 95、图 96、图 97 ）。

图 94

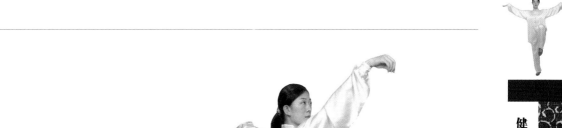

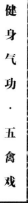

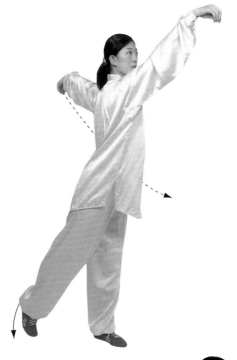

图 95

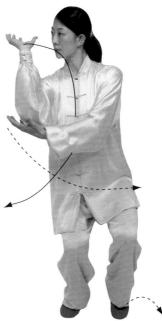

图 96

图 97

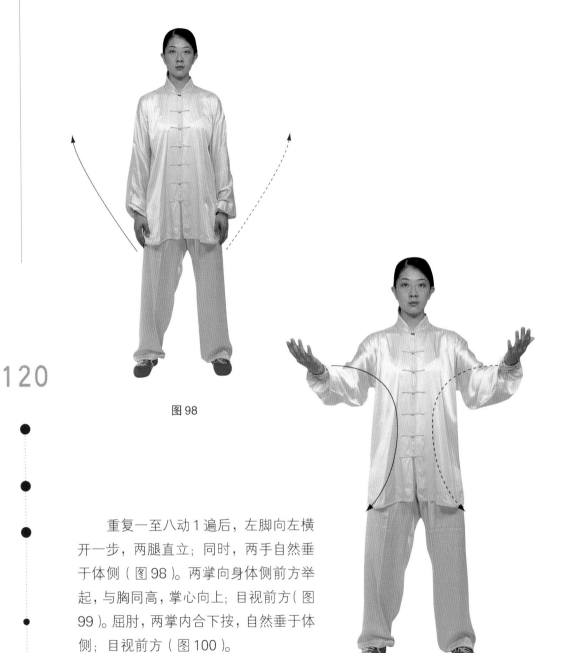

图 98

重复一至八动1遍后，左脚向左横开一步，两腿直立；同时，两手自然垂于体侧（图98）。两掌向身体侧前方举起，与胸同高，掌心向上；目视前方（图99）。屈肘，两掌内合下按，自然垂于体侧；目视前方（图100）。

图 99

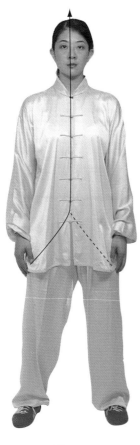

图 100

动作要点

1. 眼要随上肢动作变化左顾右盼，表现出猿猴眼神的灵敏。

2. 屈膝下蹲时，全身呈收缩状。蹬腿迈步，向上采摘，肢体要充分展开。采摘时变"猿钩"，手指撮拢快而敏捷；变握固后，成托桃状时，掌指要及时分开。

3. 动作以神似为主，重在体会其意境，不可太夸张。

易犯错误

1. 上、下肢动作配合不够协调。

2. 摘桃时，手臂向上直线推出，"猿钩"变化的时机掌握不准。

纠正方法

1. 下蹲时，手臂屈肘，上臂靠近身体；蹬伸时，手臂充分展开。

2. 向上采摘，手的运行路线呈向上弧形，动作到位时，手掌才变猿钩状。

功理与作用

1. 眼神的左顾右盼，有利于颈部运动，促进脑部的血液循环。

2. 动作的多样性体现了神经系统和肢体运动的协调性，模拟猿猴在采摘桃果时愉悦的心情，可减轻大脑神经系统的紧张度，对神经紧张、精神忧郁等症有防治作用。

易筋经　　五禽戏

八段锦　　六字诀

鸟

戏

鸟戏取形于鹤。鹤是轻盈安详的鸟类，人们对它进行描述时注注寓意它的健康长寿。习练时，要表现出鹤的昂然挺拔、悠然自得的神韵。仿效鹤翅飞翔，抑扬开合。两臂上提，伸颈运腰，真气上引；两臂下合，含胸松腹，气沉丹田。活跃周身经络，灵活四肢关节。

第九式 鸟 伸

动作一：接上式。两腿微屈下蹲，两掌在腹前相叠（图101）。

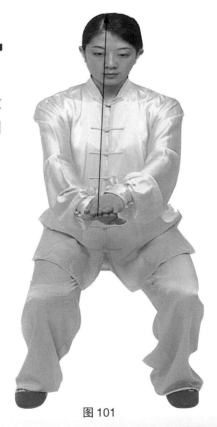

图101

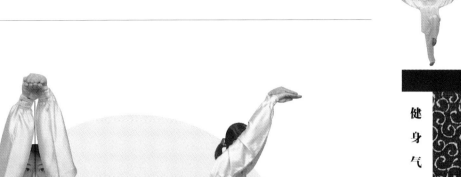

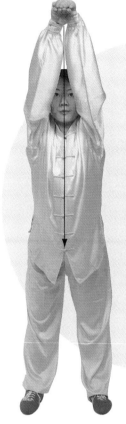

图 102 侧

图 102

动作二：两掌向上举至头前上方，掌心向下，指尖向前；身体微前倾，提肩，缩项，挺胸，塌腰；目视前下方（图 102、图 102 侧）。

动作三：两腿微屈下蹲；同时，两掌相叠下按至腹前；目视两掌（图 103）。

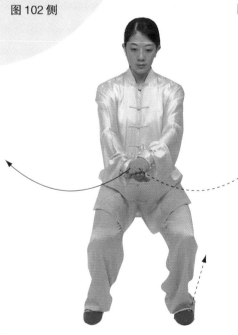

图 103

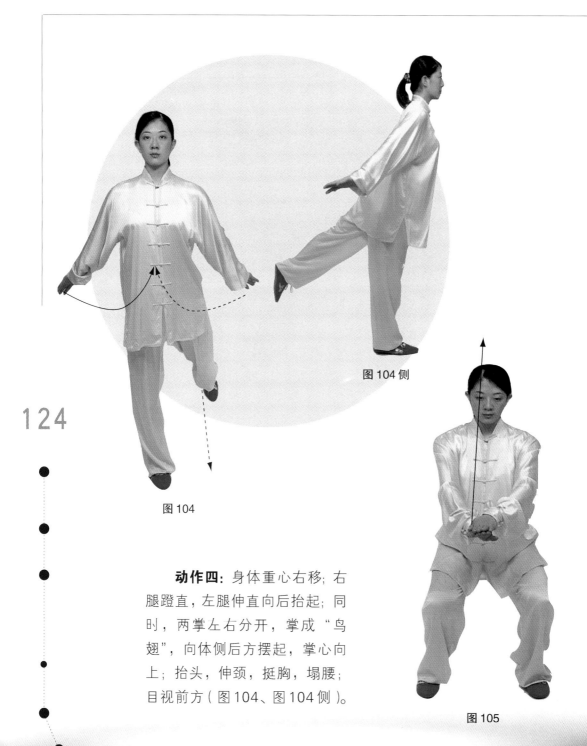

图 104 侧

124

图 104

动作四：身体重心右移；右腿蹬直，左腿伸直向后抬起；同时，两掌左右分开，掌成"鸟翅"，向体侧后方摆起，掌心向上；抬头，伸颈，挺胸，塌腰；目视前方（图104、图104侧）。

图 105

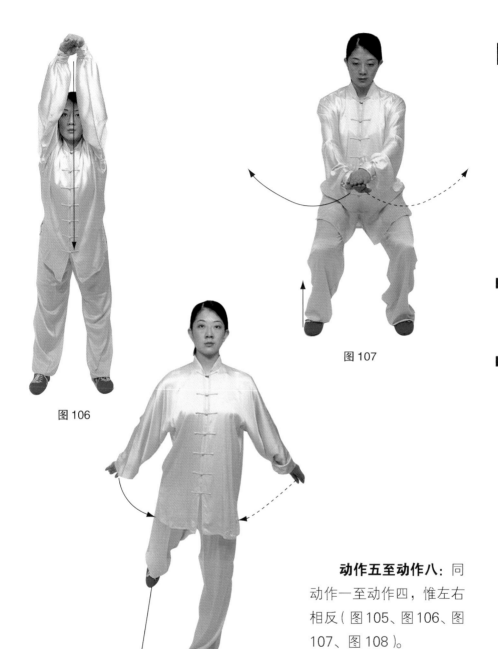

图 106

图 107

图 108

动作五至动作八：同动作一至动作四，惟左右相反（图105、图106、图107、图108）。

易筋经　　五禽戏

八段锦　　六字诀

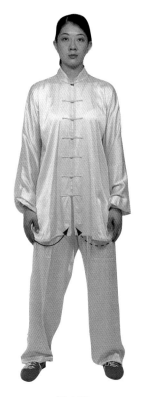

图 109

重复一至八动 1 遍后，左脚下落，两脚开步站立，两手自然垂于体侧；目视前方（图 109）。

动作要点

1. 两掌在体前相叠，上下位置可任选，以舒适自然为宜。

2. 注意动作的松紧变化。掌上举时，颈、肩、臀部紧缩；下落时，两腿微屈，颈、肩、臀部松沉。

3. 两臂后摆时，身体向上拔伸，并形成向后反弓状。

易犯错误

1. 松紧变化掌握不好。

2. 单腿支撑时，身体重心不稳。

纠正方法

1. 先练习两掌相叠，在体前做上举下落动作，上举时收紧，下落时放松，逐步过渡到完整动作。

2. 身体重心移到支撑腿后，另一腿再向后抬起，支撑腿的膝关节挺直，有助于提高动作的稳定性。

功理与作用

1. 两掌上举吸气，扩大胸腔；两手下按，气沉丹田，呼出浊气，可加强肺的吐故纳新功能，增加肺活量，改善慢性支气管炎、肺气肿等病的症状。

2. 两掌上举，作用于大椎和尾闾，督脉得到牵动；两掌后摆，身体成反弓状，任脉得到拉伸。这种松紧交替的练习方法，可增强疏通任、督两脉经气的作用。

126

第十式　鸟　飞

接上式。两腿微屈；两掌成"鸟翅"合于腹前，掌心相对；目视前下方（图110）。

动作一：右腿伸直独立，左腿屈膝提起，小腿自然下垂，脚尖朝下；同时，两掌成展翅状，在体侧平举向上，稍高于肩，掌心向下；目视前方（图111）。

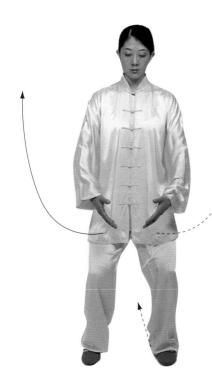

图110

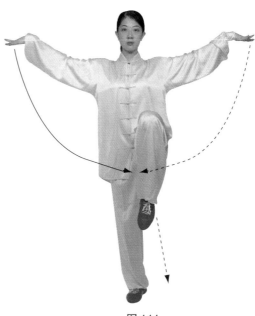

图111

动作二：左脚下落在右脚旁，脚尖着地，两腿微屈；同时，两掌合于腹前，掌心相对；目视前下方（图112）。

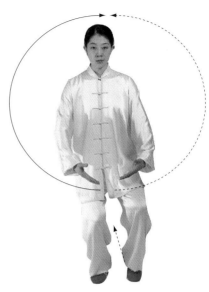

图112

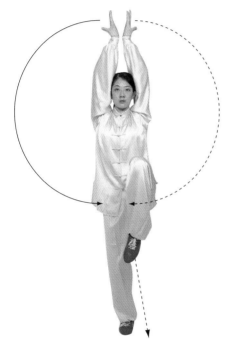

图113

动作三：右腿伸直独立，左腿屈膝提起，小腿自然下垂，脚尖朝下；同时，两掌经体侧，向上举至头顶上方，掌背相对，指尖向上；目视前方（图113）。

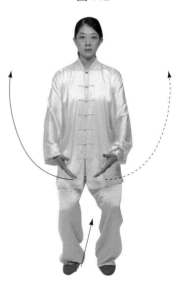

图114

动作四：左脚下落在右脚旁，全脚掌着地，两腿微屈；同时，两掌合于腹前，掌心相对；目视前下方（图114）。

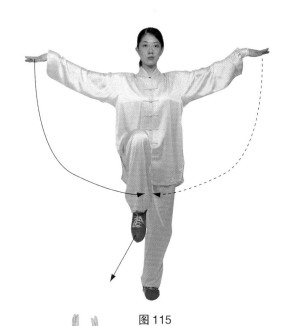

图 115

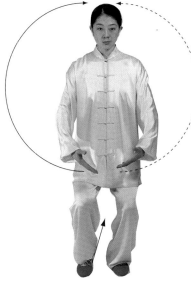

图 116

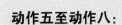

动作五至动作八：
同动作一至动作四，惟左右相反（图115、图116、图117、图118）。

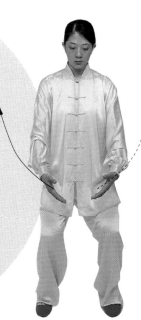

图 117

图 118

五禽戏

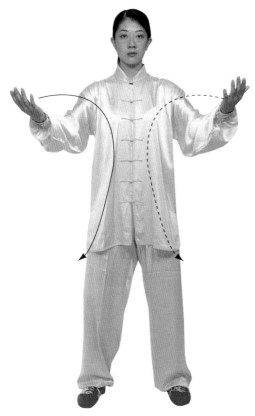

图 119

重复一至八动1遍后，两掌
向身体侧前方举起，与胸同高，
掌心向上；目视前方（图119）。
屈肘，两掌内合下按，自然垂于
体侧；目视前方（图120）。

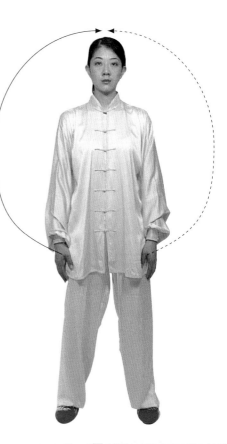

图 120

动作要点

1. 两臂侧举，动作舒展，幅度要大，尽量展开胸部两侧；两臂下落内合，尽量挤压胸部两侧。

2. 手脚变化配合协调，同起同落。

3. 动作可配合呼吸，两掌上提时吸气，下落时呼气。

易犯错误

1. 两臂伸直摆动，动作僵硬。

2. 身体紧张，直立不稳，呼吸不畅。

纠正方法

1. 两臂上举时，力从肩发，先沉肩，再松肘，最后提腕，形成手臂举起的蠕动过程；下落时，先松肩，再沉肘，最后按掌合于腹前。

2. 两臂上举吸气，头部百会穴上领，提胸收腹；下落呼气，松腰松腹，气沉丹田。

功理与作用

1. 两臂的上下运动可改变胸腔容积,若配合呼吸运动可起到按摩心肺作用，增强血氧交换能力。

2. 拇指、食指的上翘紧绷，意在刺激手太阴肺经[1]，加强肺经经气的流通，提高心肺功能。

3. 提膝独立，可提高人体平衡能力。

---

[1] 手太阴肺经：为人体十二经脉之一。起于中焦，体表部分循行于上肢内侧前缘，止于拇指和食指端。

收势　引气归元

动作一： 两掌经体侧上举至头顶上方，掌心向下（图 121 ）。

动作二： 两掌指尖相对，沿体前缓慢下按至腹前；目视前方（图 122 ）。

重复一、二动 2 遍。

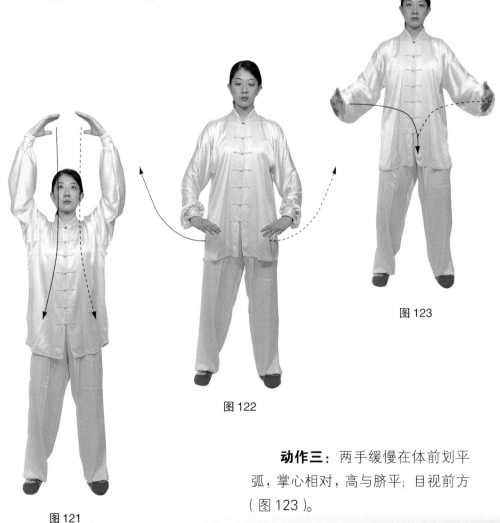

图 123

图 122

图 121

动作三： 两手缓慢在体前划平弧，掌心相对，高与脐平；目视前方（图 123 ）。

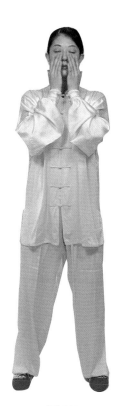

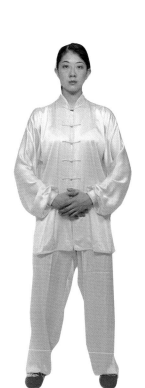

动作五：数分钟后，两眼慢慢睁开，两手合掌，在胸前搓擦至热（图125）。

图124

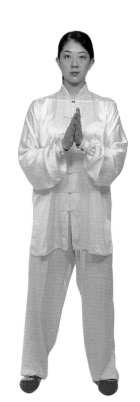

动作四：两手在腹前合拢，虎口交叉，叠掌；眼微闭静养，调匀呼吸，意守丹田（图124）。

图126

动作六：掌贴面部，上、下擦摩，浴面3～5遍（图126）。

图125

动作七：两掌向后沿头顶、耳后、胸前下落，自然垂于体侧；目视前方（图127）。

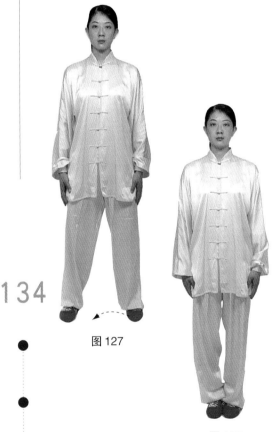

图127

动作八：左脚提起向右脚并拢，前脚掌先着地，随之全脚踏实，恢复成预备势；目视前方（图128）。

图128

134

动作要点

1. 两掌由上向下按时，身体各部位要随之放松，直达脚底涌泉穴[1]。

2. 两掌腹前划平弧动作，衔接要自然、圆活，有向前收拢物体之势，意将气息合抱引入丹田。

易犯错误

1. 两掌上举带动两肩上抬，胸廓上提。

2. 两掌运行路线不清。

纠正方法

1. 身体重心相对固定，两掌上举时，注意肩部下沉放松。

2. 两掌在体侧向上做立圆和在腹前向前划平弧时，意念要放在掌心。

功理与作用

1. 引气归元就是使气息逐渐平和，意将练功时所得体内、外之气，导引归入丹田，起到和气血、通经脉、理脏腑的功效。

2. 通过搓手、浴面，恢复常态，收功。

---

1 涌泉穴：在足底第二、三蹠骨之间。简易取位法：足底人字纹顶端的凹陷处。

【六字诀】

记载：「纳气一者，谓吸也；吐气六者，谓吹、呼、唏、呵、嘘、呬，皆出气也。……呵以下气，嘘以散寒，呬以去热，呼以去风，唏以去烦，吹以去冷，安曲治病。……「心脏病者，体有冷热，吹呼二气出之。……脾病者，胸膈……嘘气出之。脾脏病者，体有风习习，……痒痛闷，唏气出之，肺脏病……眼疼然扰不乐，……气出之。」同时指极。

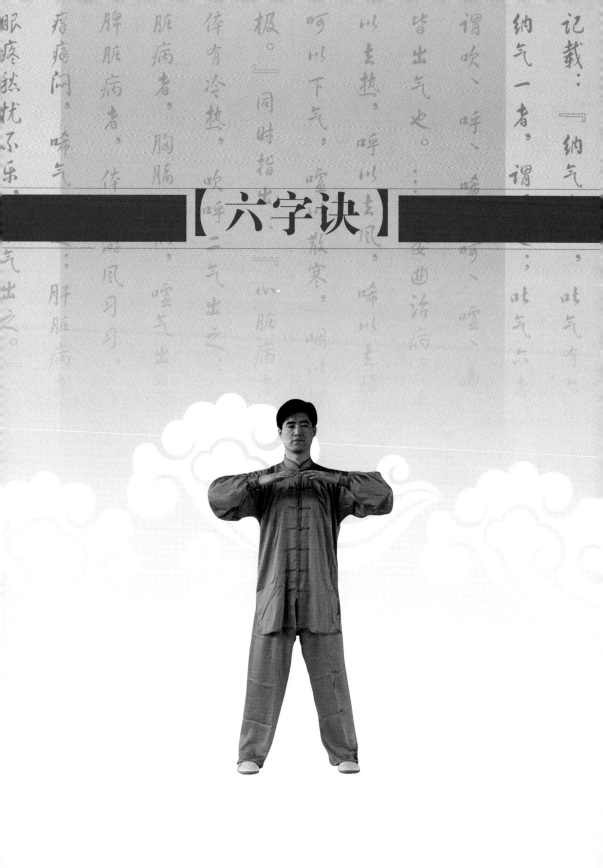

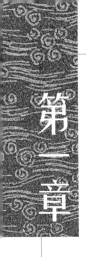

"健身气功·六字诀"功法源流

六字诀现存文献最早见于南北朝时梁代陶弘景所著《养性延命录》中。陶弘景是道教茅山派代表人物之一，同时也是著名的中医学家。《养性延命录·服气疗病篇》中记载："纳气有一，吐气有六。纳气一者，谓吸也；吐气六者，谓吹、呼、唏、呵、嘘、呬，皆出气也。……委曲治病。吹以去热，呼以去风，唏以去烦，呵以下气，嘘以散寒，呬以解极。"同时指出："心脏病者，体有冷热，吹呼二气出之；肺脏病者，胸膈胀满，嘘气出之；脾脏病者，体上游风习习，身痒痛闷，唏气出之；肝脏病者，眼疼愁忧不乐，呵气出之。"[1]这些记载即后世"六字诀"或"六字气诀"的起源。

陶弘景之后，历代都有关于六字诀的记述，尤其在六字诀的方法理论及应用上有不少发展与补充。其中较具代表性的有：隋代佛教天台宗高僧智顗在其《童蒙止观》中将六字诀用于佛学坐禅止观法门[2]；唐代著名医学家孙思邈在《备急千金要方》中对陶氏六字诀的吐纳法进行了发挥，"大呼结合细呼"[3]；唐代道教学者胡愔在其《黄庭内景五脏六腑补泄图》中改变了六字与五脏的配合方式，改肺"嘘"为肺"呬"，改心"呼"为心"呵"，改肝"呵"为

136

---

1 马济人主编：《气功·养生丛书》《养性延命录·服气疗病篇》（南朝·梁）陶弘景撰，第15、16页，上海古籍出版社，1990。

2 隋·智顗著、李安校释：《童蒙止观校释》，中华书局，1988。

3 唐·孙思邈：《备急千金要方》，人民卫生出版社影印，1992。

肝"嘘"，改脾"唏"为脾"呼"，改肾"呬"为肾"吹"，另增胆"嘻"之法[1]。

宋代邹朴庵的《太上玉轴六字气诀》对六字诀理论与方法的论述是历史上最详细的，对呼吸和读音方法作了具体要求："念时耳不得闻声……念毕低头闭口，以鼻徐徐吸天地之清气……吸时耳亦不得闻声。"[2]另外，还增加了叩齿、搅海、咽津等预备功。

《遵生八笺校注·延年去病笺》的《四季却病歌》中记载："春嘘明目木扶肝，夏至呵心火自闲，秋呬定收金肺润，肾吹惟要坎中安，三焦嘻却除烦热，四季常呼脾化餐，切忌出声闻口耳，其功尤胜保神丹。"[3]这就将六字诀与四季养生结合起来了。

从现有文献来看，明代以前的六字诀不配合肢体动作，只是单纯的吐纳功夫。明代以后，六字诀开始有了肢体动作，将吐纳与导引结合起来。例如，胡文焕的《类修要诀》和高濂的《遵生八笺》等著述中都有《去病延年六字法》总诀的记载："肝若嘘时目睁精（精同睛），肺知呬气手双擎，心呵顶上连叉手，肾吹抱取膝头平，脾病呼时须撮口，三焦客热卧嘻宁。"[4]这是最早的六字诀配导引动作的记述。虽然在宋代曾慥的《临江仙·八段锦》[5]中，已将六字诀融入其中，作为八段锦的辅助练习，但这只是六字诀的应用，而不是独立的六字诀导引法。

从当代有关功法流派来看，易筋经、峨眉庄、形意拳、八卦掌、大雁功等虽有六字诀的相关应用，但与原始独立的六字诀功法已不完全相同，在武术动功中大多已变为助力练气的声法练习。今人马礼堂在研究养气功时，根据传统的六字诀文献，编创了"养气功六字诀"，用于临床治病，在社会上有广泛影响。

综合文献资料和现存各种六字

1 唐·胡愔：《黄庭内景五脏六腑补泻图》，商务印书馆，民国12～15年影印本。
2 明·周履靖编集：《赤凤髓》，上海古籍出版社，1989。
3 明·高濂著、赵立勋等校注：《遵生八笺校注·延年去病笺》，人民卫生出版社，1994。
4 同3。
5 周稔丰：《八段锦大法》，天津大学出版社，1996。

诀相关功法内容分析，六字诀流传到现在，在功法上已形成了较完整的体系：功法理论保持了唐宋以来按中医五行五脏学说来阐述的主体框架，对呼吸口型及发声方法的认识渐趋统一，肢体的动作导引与意念的导引原则上遵循中医经络循行规律。但是，在功法的规范性上，尚存在一些疑难问题。如，个别字诀（呵、呬）的发音、六字的吐音口型及发声与否、六字与脏腑的对应、六字在练习中的排列顺序等都存在着一些歧义；各种功法的呼吸发音与肢体导引动作之间的关系各有特色，尚缺乏统一的科学论证。

正是在此基础上，"健身气功·六字诀"课题组作了进一步的规范化研究论证，以此来编创便于群众习练的、科学健康的健身气功新功法。

一、关于六字的脏腑归属

《养性延命录·服气疗病篇》中有关六字诀的记载为："凡病之来，不离五脏，事须识根，不识者勿为之耳。心脏病者，体有冷热，吹呼二气出之；肺脏病者，胸膈胀满，嘘气出之；脾脏病者，体上游风习习，身痒痛闷，唏气出之；肝脏病者，眼疼愁忧不乐，呵气出之。"[1] 其六字与脏腑的对应关系为：心——吹、呼，肺——嘘，脾——唏，肝——呵，肾——呬（详见表1），并不同于现代。唐代孙思邈所著《备急千金要方》卷二十七中养性之调气法，也与其完全一致。

隋代高僧智顗在《童蒙止观·治病第九》中记述："心配属呵肾属吹，脾呼肺呬圣皆知，肝藏热来嘘字至，三焦壅处但言嘻。"[2] 其脏腑配属已与明清和现代相同（参见表3）。

唐代道教学者胡愔的《黄庭内景五脏六腑补泄图》[3] 在脏腑归属上，和宋代邹朴庵的《太上玉轴六字气诀》[4] 的对应关系相同：心——呵，

1 马济人主编：《气功·养生丛书》《养性延命录·服气疗病篇》（南朝·梁）陶弘景撰，第15、16页，上海古籍出版社，1990。

2 隋·智顗著、李安校释：《童蒙止观校释》，中华书局，1988。

3《道藏》，文物出版社、上海书店、天津古籍出版社1988年影印本。

4 明·周履靖编集：《赤凤髓》，上海古籍出版社，1989。

肺——呬，肝——嘘，脾——呼，肾——吹，胆——唏（嘻）（参见表2）。后来的文献在六字与脏腑的对应归属上，大体都沿用了这一论述，只是将胆——嘻改为三焦——嘻。

综合有关文献，根据《河洛精蕴》[1]五音五行五脏的论述，我们认为六字诀与脏腑的对应关系应为：呵为舌音正对应于心——火，呼为喉音正对应于脾——土，吹为唇音正对应于肾——水，嘘（嘻）为牙音正对应于肝（胆）——木，呬为齿音正对应于肺——金。"嘻"通少阳经脉，既可疏通胆经，又可疏通三焦经脉。中医认为"少阳为枢"，通少阳即可调理全身气机，三焦的作用正是通行全身诸气。因此，在六字的脏腑对应上，"呵——心,呬——肺,嘘——肝,呼——脾,吹——肾,嘻——三焦"是合理而规范的。

表2 宋代邹朴庵六字诀脏腑
对应及练习顺序

呵	呼	呬	嘘	嘻	吹
心	脾	肺	肝	胆	肾
火	土	金	木	木	水

表3 明清——现代六字诀的脏腑
对应与练习顺序

嘘	呵	呼	呬	吹	嘻
肝	心	脾	肺	肾	三焦
木	火	土	金	水	

注：以马礼堂"养气功六字诀"为例，为五行相生之序。

二、关于六字的习练顺序

在六字的习练顺序上，历史上有代表性的论述主要有三种：

一是，陶弘景在《养性延命录》中记述："已上十二种调气法，依常以鼻引气，口中吐气，当令气声逐字，吹、

表1 陶氏与孙氏六字诀脏腑
对应及练习顺序

吹呼	嘘	呵	唏	呬
心	肺	肝	脾	肾
火	金	木	土	水

注：其练习顺序正好为五行相克之序。

139

---

1 清·江慎修著、孙国中点校：《河洛精蕴》，北京，学苑出版社，1989。

呼、嘘、呵、唏、呬，吐之。"[1] 这与孙思邈《备急千金要方》中的顺序是一样的，起于心，依五脏五行相克的顺序排列（详见表1）。

二是，邹朴庵在《太上玉轴六字气诀》[2]中，不仅脏腑归属发生变化，其练习的顺序也相应变化，呈现由相克向相生变化的趋势（详见表2）。只有"呬""嘘"之间还是相克，而且仍起于五行之心火，取先泄心之火毒的意思。

三是，明清以后基本改为按明代冷谦《修龄要旨》中记载的《四季却病歌》顺序："春嘘明目木扶肝，夏至呵心火自闲，秋呬定收金肺润，肾吹惟要坎中安，三焦嘻却除烦热，四季常呼脾化餐。"[3] 这是按照四季循环，五行相生顺序来排列的（详见表3）。

第一种以"疗病"为目的，因此采取五行相克的顺序习练。以后，六字诀的应用逐渐向养生转变，习练顺序也逐渐向相生顺序发展，最后定型为与四季养生法相应的五行相生顺序。

因此，在习练六字诀中，若以治病为主要目的，应以五行相克的顺序习练：呵——呬——嘘——呼——吹——嘻。若以养生为主要目的长期习练，则应按五行相生的顺序：嘘——呵——呼——呬——吹——嘻。"健身气功·六字诀"用后者。

三、关于六字的读音与口型

（一）关于六字的读音

明清以前，由于没有统一的汉字注音方法，读音主要靠已知之字音互切而说明。这样，就造成了人们对六字诀发音的歧义，出现了"同字不同音、同音不同字"的现象。

从现有文献来看，以"养气功六字诀""峨眉派""六字真言"的说法基本概括了六字诀的读音和口型的差异（参见表4）。

140

---

1 马济人主编：《气功·养生丛书》《养性延命录·服气疗病篇》（南朝·梁）陶弘景撰，第15、16页，上海古籍出版社，1990。

2 明·周履靖编集：《赤凤髓》，上海古籍出版社，1989。

3 明·高濂著、赵立勋等校注：《遵生八笺校注》，人民卫生出版社，1994。

表4 不同六字诀的音韵和口型（汉语拼音）

	六字	嘘	呵	呼	呬	吹	嘻（唏）
	拼音	xū	kē	hū	xià	chuī	xi
养气功六字诀	口型	两唇微合，嘴角横绷，略向后用力	口半张，舌平放于口内，舌尖轻顶下齿，下颌放松	撮口如管状，舌放在中央，两侧向上微卷	开口张腭，舌尖轻抵下腭	撮口，两嘴角向后咧，舌尖微向上翘	两唇微启，有嘻笑自得之貌、怡然自得之心
	峨眉派	xū	hā（哈）	无	sī（嘶）	hāi（嗨）	xī
六字真言	拼音	xū	hē	hū	xì	chuī	xī
	口型着力点	自觉上下牙（即门齿）用力，两唇微启	力源于舌根，口自然张开	力在喉，口撮突出如管	力源于齿（即两侧上下槽牙），两唇微启，嘴角向后拉	吹音之力在唇的中央部，两唇中央微启	力来自口腔上膛，兼有喉的力量，两唇微张，门牙似扣

其中，"呵"字，"养气功六字诀"读"kē"，"峨眉派"读"hā（哈）"，"六字真言"读"hē"；"呬"字，"养气功六字诀"读"xià"，"峨眉派"读"sī（嘶）"，而"六字真言"读"xì"，差异最大。

为此，课题组专门请教了我国有关音韵学专家。在了解六字读音的历史演变概况后，他们都认为，"呵"字，应都读"hē"。而对"呬"字，认识并不统一，有的专家认为，清代和现代都应读"sī"，或四声降调"四sì"，或一声平调"嘶sī"；有的专家则认为应读"xì（戏）"，四声降调。

为慎重起见，课题组又进一步查阅了清代江慎修所著《河洛精蕴》的有关论述。在其卷七中"图书为声音之源说"记载："人之言出于喉，掉于舌，触击于牙、齿、唇，以应五行。

健身气功·六字诀

功法源流

141

喉音为土，舌音为火，牙音为木，齿音为金，唇音为水。"[1] 其对发声部位解释与我国戏曲界专家所说相同。经深入分析研究发现，呼（hū）字正好为喉音，五行属土，对应脾；呵（hē）字正好为舌音，五行属火，对应心；嘘、嘻为牙音，五行属木，对应肝、胆；吹（chuī）字正好为唇音，五行属水，对应肾。呬字读 sī 则正好为齿音，五行属金，对应肺。这些，恰恰形成了五行五音五脏的对应关系，符合传统中医理论。

由此，在"呬"字上，课题组确定了 si 的发音。至于声调，是根据六字诀调息法要求匀细柔长的规律确定为平声 sī，与其他五字统一。六字都为清音平声。

（二）关于六字的口型

在六字读音确定后，由于受地方口音的影响，仍会造成六字诀读音发声的差异。用现代普通话来规范和统一，不失为一种较好的方法。但用特定的口型与气息要求来规范六字诀的

吐气发声，更能体现六字诀的内在本质。因为不同的口型会产生不同的内外气息，进而影响体内脏腑运动和经络运行状况。

"养气功六字诀"和"六字真言"都曾强调口型准确的重要性。"养气功六字诀"中讲："脏腑的内部运动和经络的运行受人体内外不同作用力的影响，而呼气时用不同的口型可以使唇、舌、齿、喉产生不同的形状和位置，从而造成胸腔、腹腔不同的内在压力，影响不同的脏腑的气血运行，从而取得治病健身的效果。"[2] "六字真言"中要求，吐字时要体会"着力点"："口腔内不同部位的力发出不同的声音，这个部位就是着力点。着力点的规定不是要求练功者用力发音，而是要求练功者在练习中逐渐悟出这个点，自觉感受这个点，自然随和这个点，以保证发音的准确性和内脏和协共振。"[3]（其对口型与着力点的具体描述参考表 4）

课题组用以上唇齿舌喉牙、五

---

1 清·江慎修、孙国中点校：《河洛精蕴》，学苑出版社，1989。
2 马礼堂：《正宗马礼堂养气功》，人民体育出版社，1995。
3 范欣：《六字真言》，吉林科技出版社，1989。

142

行五音的系统原则对六字的口型与气息要点进行了规范化探索（结果详见表5）。

四、关于六字诀的吐纳法

历史文献认为，六字诀的吐纳法为鼻吸口呼，匀细柔长。但在吐气时是否出声的问题上，认识各不相同。陶弘景《养性延命录》中"气声逐字"[1]是出声的，孙思邈也基本沿用其法，而唐代胡愔以后的大多数文献改为呼吸皆应令"耳不得闻其

表5　六字诀的读音与口型研究结果

六字	嘘	呵	呼	呬	吹	嘻（嘶）
汉语拼音	xū	hē	hū	sī	chuī	xī
口型	嘴角紧缩后引，槽牙（即磨牙）上下平对，中留缝隙，槽牙与舌边留有空隙	舌体微上拱，舌边轻贴上槽牙	舌体下沉，口唇撮圆，正对咽喉	上下门牙对齐、放松，中留狭缝，舌顶下齿后	舌体和嘴角后引，槽牙相对，两唇向两侧拉开收紧，在前面形成狭隙	嘴角放松后引，槽牙上下平对轻轻咬合，整个口腔气息压扁
气息要点	从槽牙间、舌两边的空隙中经过，缓缓而出	从舌上与上腭之间缓缓而出	从喉出后，经口腔中部与撮圆的口唇缓缓而出	从齿间扁平送出	从喉出，经舌两边绕舌下，经唇间狭隙缓缓而出	从槽牙边的空隙中经过缓缓而出
五音	牙	舌	喉	齿	唇	牙
五行	木	火	土	金	水	木
脏腑	肝	心	脾	肺	肾	三焦（胆）

---

1 马济人主编：《气功·养生丛书》《养性延命录·服气疗病篇》（南朝·梁）陶弘景撰，第15、16页，上海古籍出版社，1990。

声"。论述最详者为宋代邹朴庵《寿亲养老新书》中的"太上玉轴六字气诀"[1]。"养气功六字诀"主要应用的是发声法。认为,临床应用时发声比不发声收效快;只有发声才能区分宫、商、角、徵、羽,才能配合五脏,更好地治病,并称其为"风呼吸"。但同时也要求:"初学者,一定要出声,便于气机通畅和掌握口型;等口型正确、腹式呼吸练熟了,自然呼吸深长……真气调动起来,水到渠成,就不期然而然地不出声了。"[2]

课题组认为,陶弘景与孙思邈的吐气出声法主要应用于治疗疾病,而后世"吐气无声"则是治病与养生相结合并向养生应用转变。古人常称六字诀为"六字气""六气诀"或"六字气诀"。这说明,气息为六字吐气时的关键,而不是声音。发声是气息由慢变急、由清变浊的表现,中医认为它偏重于泻法的作用。

另外,是否出声还与是否配合动作及导引动作的特性有关。动作有力、转折停顿明显的,自然应以出声为好,像武术家对六字诀等声法的运用;而静功或动作舒缓、圆转自然者,则应以不出声为好。具体运用上应区别对待,辨证施功。

对于"健身气功·六字诀",根据习练对象的不同,要求并不一样。总的要求是,"吐气不出声"。具体来说,对于初学者,可以吐气出声,主要是为便于口型校正,防止憋气;功法熟练后,则应逐渐转为吐气轻声,乃至匀细柔长的无声状态。

试验中,课题组专门观察了"呼"字不同状态对练功人群平均肌力的影响,以探索对以上问题的科学验证方法。结果显示:单纯读字出声与不出声比较虽然差异无显著性($P > 0.05$),但握力平均值出声组高于不出声组。这可能与测试对象大都是六字诀初学者和评价方法(肌力)与发声的用力状态更接近有关(因为发声用力可调动肌肉的工作能力)。对此,尚须进一步研究探讨。

144

1 明·周履靖编集:《赤凤髓》,上海古籍出版社,1989。
2 马礼堂:《正宗马礼堂养气功》,人民体育出版社,1995。

五、关于六字诀中导引动作的配合

明代以前六字诀没有动作配合的记载，基本是单纯的吐纳方法。明代以后，才开始有关于动作配合的资料。如高濂的《遵生八笺》、胡文焕的《类修要诀》中的"去病延年六字法"，注明以口吐鼻取时，动作相配合："肝若嘘时目睁精（睛），肺知呬气手双擎，心呵顶上连叉手，肾吹抱取膝头平，脾病呼时须撮口，三焦客热卧嘻宁。"[1] 其中"嘘字诀"是眼睛的动作，"呼字诀"是口型，其他几种也是单纯的定式动作描述。另外，在宋、元、明、清等不同时期各种健身术中，也有配用六字诀作为其辅助练习的记载，如八段锦、易筋经、峨眉庄、形意拳、八卦掌、大雁功等，但都未形成独立的六字诀导引功法，而是各种特色的六字诀应用，与原始的静功六字诀已不完全一样，在武术动功中大多已变成了助力练气的声法练习。

经过对文献及各种实践经验的研究分析，课题组确定了"健身气功·六字诀"动作设计原则：（一）应符合六字诀吐纳法对人体气机的调整规律和节律，简捷明了，切实做好吐纳的辅助，而不应是导引与吐纳的简单相加。（二）新功法以健身为主，动作配合上也应与临床治疗相区别，做到舒缓圆活，连绵不断，养练结合。（三）每个字诀的动作特点都要符合它所对应脏腑的气化特点，如肝之升发、肾之闭藏等。在这些原则的指导下，课题组博采众长，在继承的基础上创新，编创了"健身气功·六字诀"的辅助导引动作（详见第四章"健身气功·六字诀"动作说明）。

同时，通过"呼"字不同状态对练功人群的平均肌力影响的实验，探讨导引动作与吐纳之间的关系。

1 明·高濂著、赵立勋等校注：《遵生八笺校注》，人民卫生出版社，1994。

从实验结果来看，虽然目前有动作组与无动作组之间比较差异无显著意义，但有动作组的肌力平均值大于无动作组。这些表明，呼吸与动作相结合，效果较为理想，二者有相辅相成的作用。

六、关于六字诀中的呼吸法

传统六字诀文献中对呼吸法的介绍主要集中在"鼻吸口吐"、吐气有声或无声上，对呼吸方法则没有具体论述。而根据气功养生的基本原则和六字诀要求深长细柔的呼吸要领来分析，应为"腹式呼吸"。

在"健身气功·六字诀"中，主要运用逆腹式呼吸方法，配合圆缓的以肚脐为中心的升降开合动作。动作开合与内气的呼吸开合相应，能进一步调动人体内气的平衡，使"健身气功·六字诀"更具有养生健身的特色。

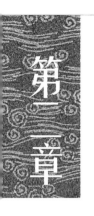

第二章

"健身气功·六字诀"功法特点

一、读音口型，系统规范

本功法在呼吸吐纳的同时，通过特定的读音口型来调整与控制体内气息的升降出入，形成分别与人体肝、心、脾、肺、肾、三焦相对应的"嘘、呵、呼、呬、吹、嘻"六种特定的吐气发声方法，进而达到调整脏腑气机平衡的作用，在众多气功功法中独具特色。在六字的读音和口型方面，"健身气功·六字诀"作了新的规范和探索，具有系统性，各字诀之间既是一个完整的整体，又各具独立性，相辅相成。

二、吐纳导引，内外兼修

本功法在注重呼吸吐纳、吐气发声的同时，配合了科学合理的动作导引，内调脏腑，外练筋骨，共同达到内壮脏腑、外健筋骨的养生康复作用。正如东晋著名养生家葛洪所说："明吐纳之道者，则为行气，足以延寿矣；知屈伸之法者，则为导引，可以难老矣。"[1]

三、舒缓圆活，动静结合

本功法动作舒展大方，缓慢柔和，圆转如意，如行云流水，婉转连绵，似人在气中、气在人中，表现出独特的宁静与阴柔之美，具有浓郁的气功特色。同时，要求吐气发声匀细柔长，动作导引舒缓圆活，加上开始和结束时的静立养气，动中有静、静中有动，动静结合，练养相兼，既

---

1 晋·葛洪著：《抱朴子》，上海书店，1986。

炼气，又养气。

四、简单易学，安全有效

　　本功法在"嘘、呵、呼、呬、吹、嘻"六字发声吐气基础上，每个字诀都配以典型而简单的导引动作，加上启动气机的起势和导气归元的收势，连预备势在内共9个动作，简单易学，易记易练。同时，强调"以形导气"，"意随气行"。整套功法中既没有复杂的意念观想，也没有高难度、大幅度、超负荷的动作，不易出偏。从试验情况看，新功法安全可靠，适合老年群众和体弱多病者习练。

148

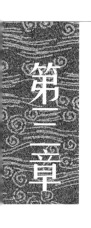

第二章 "健身气功·六字诀"习练要领

"健身气功·六字诀"是以呼吸吐纳为主要手段，并配以简单导引动作的气功健身方法。在习练中，应掌握以下要领：

一、校准口型，体会气息

吐气发声是六字诀独特的练功方法，因此，应特别注意口型的变化和气息的流动。气息通过喉、舌、齿、牙、唇时的流动线路与口型的变化密切相关。六种口型产生特定的六种气息运动方式，进而对内气与相应的脏腑功能产生影响。因此，习练者必须注意口型的要求，校准口型。口型正确与否体现在两个方面：一是出声时体会字音是否准确，二是体会每个字的正确口腔气流流动方式。

此外，习练时还要掌握好"先出声，后无声"的原则。习练者在初学时可采用吐气出声的方法，以便于校正口型与读音，防止憋气；在练习熟练以后，可逐渐过渡为吐气轻声，渐至匀细柔长最后吐气无声的状态。

二、寓意于气（呼吸），寓意于形

本功法强调意念与舒缓圆活的动作、匀细柔长的吐气发声相结合，寓意于气（呼吸），寓意于形，不过分强调意念活动。习练时要注意协调自然，勿忘勿助。倘若用意过重，则易导致动作僵硬、呼吸急促，反而达不到松静自然的要求。同时，在形体上也要放松自然，不要过多注意肢体运动的规格，形松神静才能使呼吸渐缓、脉搏频率降低，使气机的升降开合调整到最佳状态。如果心意过重，导致肢体动作僵硬，必然破坏机体的内部平衡，也就达不到调整气机的作用。在本功法中"吐纳为主，导引为辅"的要求，就是讲两者间的有机结合，而不是简单的"吐纳加导引"。

三、注意呼吸，微微用意

呼吸的方法最常用的有自然呼吸或腹式呼吸，腹式呼吸又分为顺腹式呼吸与逆腹式呼吸两种。"健身气功•六字诀"中的呼吸方法主要是逆腹式呼吸。其方法与要领是：鼻吸气时，胸腔慢慢扩张，而腹部随之微微内收，口呼气时则与此相反。这种呼吸方法使横膈膜升降幅度增大，对人体脏腑产生类似按摩的作用，有利于促进全身气血的运行，并且功效非常明显。但初学者应切记，呼吸时一定要注意微微用意，做到吐惟细细，纳惟绵绵，有意无意，绵绵若存，不能用力，绝不可故意用力使腹部鼓胀或收缩。

四、动作松柔舒缓，协调配合

本功法是以呼吸吐纳为主，同时又辅以动作导引的功法。动作导引有活动关节、强筋健骨的作用。习练时要注意与呼吸吐纳、吐气发声的协调配合，动作要做到松、柔、舒、缓，以不破坏呼吸吐纳和吐气发声的匀细柔长为基本规律。

五、循序渐进，持之以恒

练功时宜选择空气清新、环境幽静的地方，最好穿运动服或比较宽松的服装，以利于动作的完成与身体气血的流通。同时，要始终保持全身放松、心情舒畅、思想安静，以专心练功。

练功时应注意循序渐进，不可急于求成，尤其是年老体弱者对于动作幅度的大小、运动量的大小、呼吸的长短、练功次数的多少都要注意因人而异，量力而行。练功结束，可以做一些简单的保健功法，如搓手、擦面、全身拍打及散步等，以便从练功状态充分恢复到正常状态来。

练功中要树立信心与恒心，相信气功具有强身健体、养生康复的作用，做到持之以恒，坚持不懈。

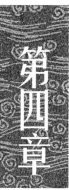

第四章

"健身气功·六字诀"动作说明

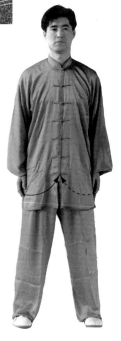

图1

动作要点

　　1.鼻吸鼻呼，自然呼吸。

　　2.面带微笑，思想安静，全身放松。

易犯错误

　　1.两膝过直或过曲，使髋、膝关节紧张。

　　2.挺胸抬头，目视远方。

纠正方法

　　1.两膝要似屈非屈，关节放松。

　　2.内收下颏，目视前下方，竖直脊柱，两肩微内含。

功理与作用

　　1.可使习练者身体放松，心平气和，渐入练功状态，并且具有沟通任、督二脉[1]，利于全身气血运行的作用。

　　2.可起到集中注意力，养气安神，消除疲劳及内心焦虑的作用。

预备势

　　两脚平行站立，约与肩同宽，两膝微屈；头正颈直，下颏微收，竖脊含胸；两臂自然下垂，周身中正；唇齿合拢，舌尖放平，轻贴上腭；目视前下方（图1）。

---

1 督脉：奇经八脉之一。起始于会阴部，经尾闾骨端，沿脊柱上行，至枕部下方进入脑内，上达头顶，下沿前额、鼻柱至上齿。

　任脉：奇经八脉之一。起始于中极之下的会阴部分，上至毛际而入腹内，沿前正中线到达咽喉，上行颏下，循面部而进入目内。

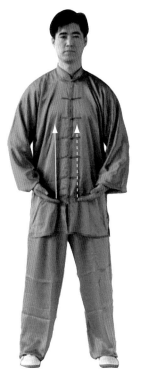

图 2

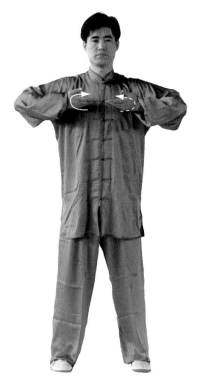

图 3

起势

动作一: 接上式。屈肘,两掌十指相对,掌心向上,缓缓上托至胸前,约与两乳同高;目视前方(图2、图3)。

动作二：两掌内翻，掌心向下，缓缓下按，至肚脐前；目视前下方（图4、图5）。

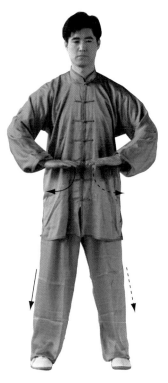

图5

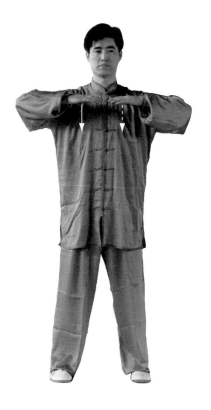

图4

动作三: 微屈膝下蹲，身体后坐；同时，两掌内旋外翻，缓缓向前拨出，至两臂成圆（图6）。

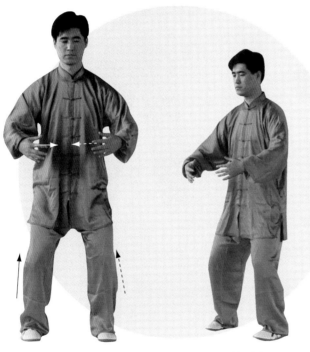

图6

图7

图7侧

动作四: 两掌外旋内翻，掌心向内（图7、图7侧）。起身，两掌缓缓收拢至肚脐前，虎口交叉相握轻覆肚脐；静养片刻，自然呼吸；目视前下方（图8、图8-1）。

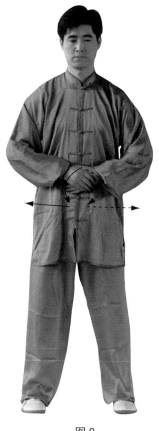

图 8

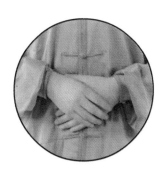

图 8-1

动作要点

1. 鼻吸鼻呼。

2. 两掌上托时吸气，下按、向前拨出时呼气，收拢时吸气。

易犯错误

1. 两掌上托时，两肘向后、挺胸。

2. 两掌向前拨出时，挺胸突腹。

3. 两掌轻覆肚脐静养时两肘后夹，紧抱肚脐。

纠正方法

1. 掌上托时，两肘向前，张肩含胸。

2. 两掌向前拨出时，身体后坐，掌向前撑。

3. 两肘略外展，虚腋。

功理与作用

1. 通过两掌托、按、拨、拢及下肢的节律性屈伸，同时配合呼吸，外导内行，可以协调人体"内气"的升、降、开、合，并且有促进全身气血畅旺的作用，同时也为以下各式的习练做好准备。

2. 腰膝关节柔和的节律运动，有利于改善和增强中老年人的腰膝关节功能。

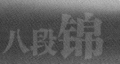

第一式　嘘（xū）字诀

动作一： 接上式。两手松开，掌心向上，小指轻贴腰际，向后收到腰间；目视前下方（图9）。两脚不动，身体左转90°（图10、图10侧）；

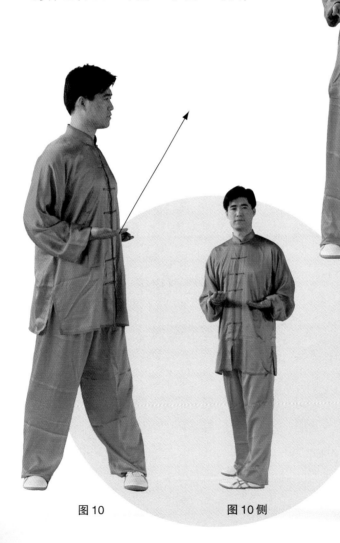

图 10　　　　　图 10 侧

图 9

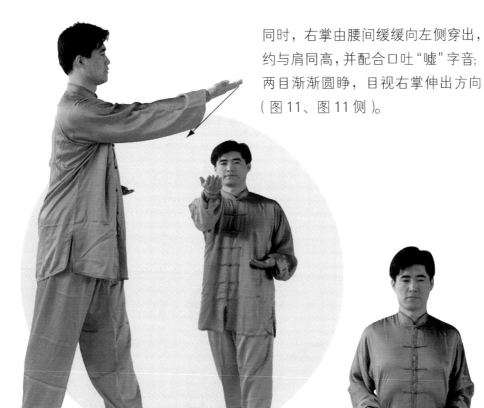

同时，右掌由腰间缓缓向左侧穿出，约与肩同高，并配合口吐"嘘"字音；两目渐渐圆睁，目视右掌伸出方向（图11、图11侧）。

图11   图11侧

动作二：右掌沿原路收回腰间；同时身体转回正前方；目视前下方（图12）。

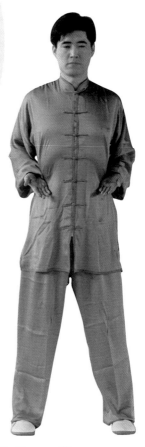

图12

易筋经   五禽戏

八段锦   六字诀

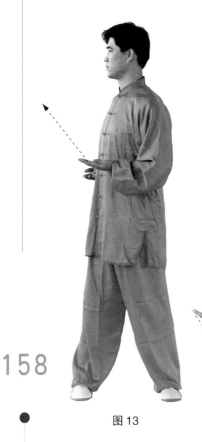

动作四： 左掌沿原路收回腰间，同时，身体转回正前方；目视前下方（图15）。

如此左右穿掌各3遍。本式共吐"嘘"字音6次。

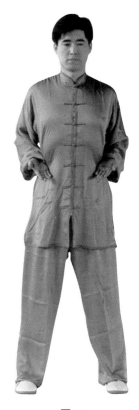

图15

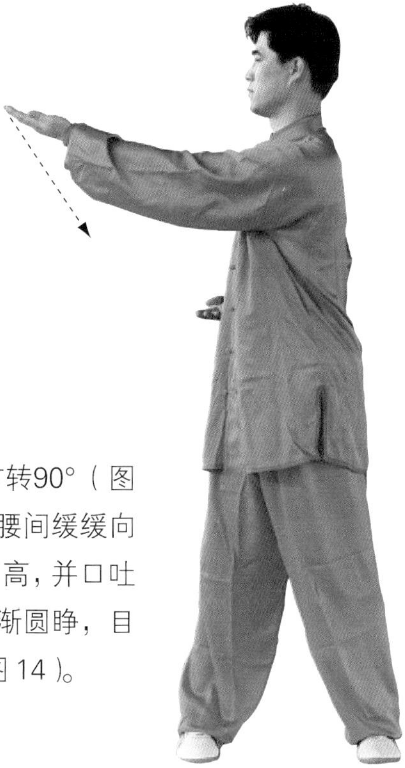

图13

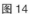

动作三： 身体右转90°（图13）；同时，左掌由腰间缓缓向右侧穿出，约与肩同高，并口吐"嘘"字音；两目渐渐圆睁，目视左掌伸出方向（图14）。

图14

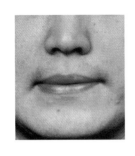

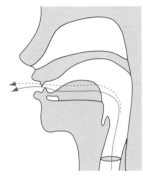

嘘字诀口型示意图

图 16

动作要点

1. "嘘"字吐气法："嘘"字音 xū，属牙音。发音吐气时，嘴角后引，槽牙上下平对，中留缝隙，槽牙与舌边亦有空隙。发声吐气时，气从槽牙间、舌两边的空隙中呼出体外（图16）。

2. 穿掌时口吐"嘘"字音，收掌时鼻吸气，动作与呼吸应协调一致。

易犯错误

1. 穿掌、吐气不协调。

2. 穿掌向斜前方。

3. 转体时，身体重心前倾或后坐。

纠正方法

1. 穿掌与吐气要同始同终，势成气尽。

2. 穿掌时手指应指向左（或右）侧。

3. 两脚不动，身体中线保持垂直做水平旋转。

功理与作用

1. 中医认为，"嘘"字诀与肝相应。口吐"嘘"字具有泄出肝之浊气、调理肝脏功能的作用。同时，配合两目圆睁，还可起到疏肝明目的功效。

2. 掌心向上从腰间向对侧穿出，一左一右，交替练习，外导内行，使肝气升发，气血调和。

3. 身体的左右旋转，使腰部及腹内的组织器官得到锻炼，不仅能提高中老年人的腰膝及消化功能，而且还能使人体的带脉[1]得到疏通与调节，全身气机得以顺利升降。

---

1 带脉：人体奇经八脉之一。它环腰一周，如腰束带，是全身二十部经脉中惟一一条横行的经脉，在人体中具有约束其他经脉的作用。

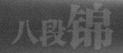

第二式 呵（hē）字诀

动作一：接上式（如图 15）。吸气，同时，两掌小指轻贴腰际微上提，指尖朝向斜下方；目视前下方（图 17）。屈膝下蹲，同时，两掌缓缓向前下约 45° 方向插出，两臂微屈；目视两掌（图 18、图 18 侧）。

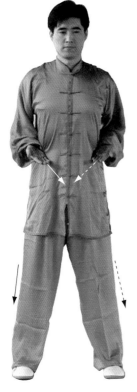

图 17

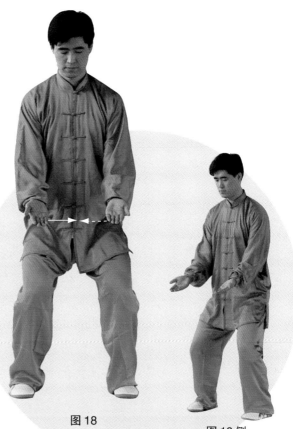

图 18

图 18 侧

160

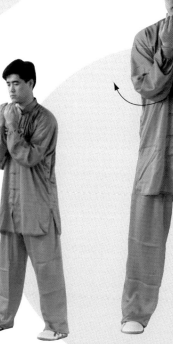

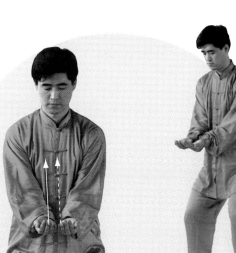

图 19

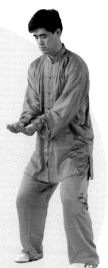

图 19 侧

动作二：微微屈肘收臂，两掌小指一侧相靠，掌心向上，成"捧掌"，约与肚脐相平；目视两掌心（图19、图19侧）。

动作三：两膝缓缓伸直；同时屈肘，两掌捧至胸前，掌心向内，两中指约与下颏同高；目视前下方（图20、图20侧）。

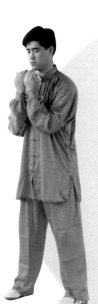

图 20 侧

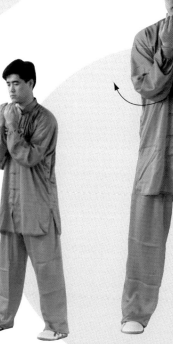

图 20

动作四: 两肘外展,约与肩同高;同时,两掌内翻,掌指朝下,掌背相靠(图21、图21侧)。然后,两掌缓缓下插;目视前下方(图22、图22侧)。从插掌开始,口吐"呵"字音。

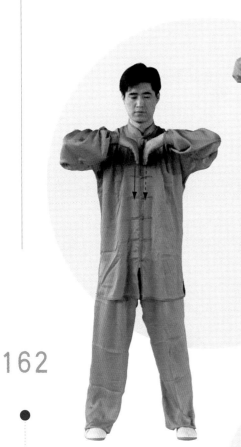

图21

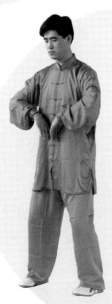

图21侧

图22侧

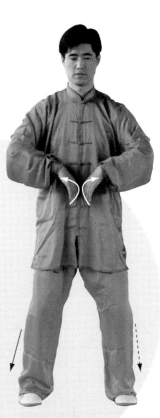

图22

动作五：两掌下插至肚脐前时，微屈膝下蹲；同时，两掌内旋外翻，掌心向外，缓缓向前拨出，至两臂成圆；目视前下方（图23）。

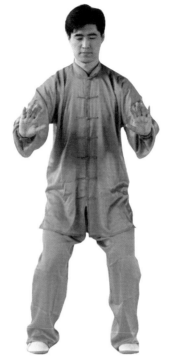

图24

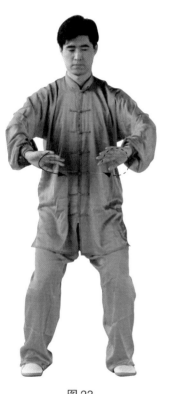

图23

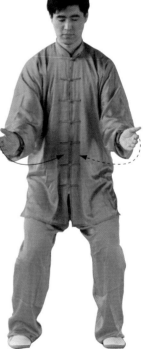

动作六：两掌外旋内翻，掌心向上，于腹前成"捧掌"；目视两掌心（图24、图25、图26）。

图25

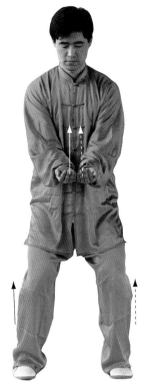

图 26

动作七: 两膝缓缓伸直; 同时屈肘, 两掌捧至胸前, 掌心向内, 两中指约与下颏同高; 目视前下方 (图 27、图 27 侧)。

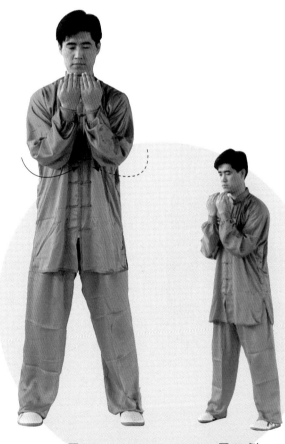

图 27   图 27 侧

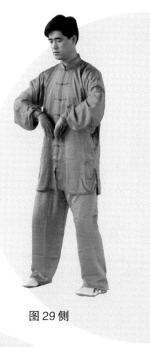

图 29 侧

图 29

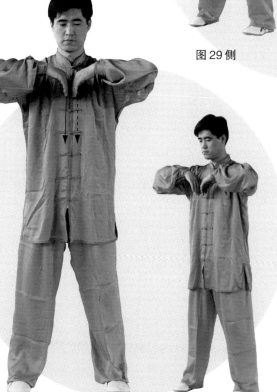

图 28

图 28 侧

动作八：两肘外展，约与肩同高；同时，两掌内翻，掌指朝下，掌背相靠（图28、图28侧），然后两掌缓缓下插，目视前下方（图29、图29侧）。从插掌开始，口吐"呵"字音。

重复五至八动4遍。本式共吐"呵"字音6次。

易筋经　　五禽戏

八段锦　　六字诀

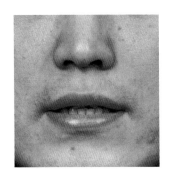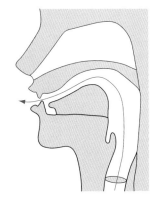

呵字诀口型示意图

图 30

动作要点

1. "呵"字吐气法："呵"字音 hē，为舌音，发声吐气时，舌体上拱，舌边轻贴上槽牙，气从舌与上腭之间缓缓呼出体外（图30）。

2. 两掌捧起时鼻吸气；插掌、外拨时呼气，口吐"呵"字音。

166

易犯错误

两掌捧起、屈肘时，挺胸抬头。

纠正方法

屈肘时，低头含胸。

功理与作用

1. 中医认为，"呵"字诀与心相应。口吐"呵"字具有泄出心之浊气、调理心脏功能的作用。

2. 通过捧掌上升、翻掌下插，外导内行，使肾水上升，以制心火；心火下降，以温肾水，达到心肾相交、水火既济，调理心肾功能的作用。

3. 两掌的捧、翻、插、拨，肩、肘、腕、指各个关节柔和连续地屈伸旋转运动，锻炼了上肢关节的柔韧性、功能的协调性，有利于防治中老年人的上肢骨关节退化等病症。

第三式 呼（hū）字诀

动作一：当上式最后一动两掌向前拨出后（图31），外旋内翻，转掌心向内对肚脐，指尖斜相对，五指自然张开，两掌心间距与掌心至肚脐距离相等；目视前下方（图32）。

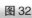

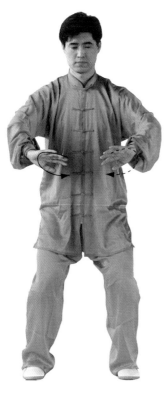

图 31

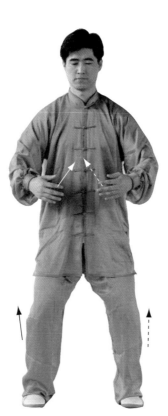

图 32

图 33

动作二：两膝缓缓伸直；同时，两掌缓缓向肚脐方向合拢，至肚脐前约10厘米（图33）。

动作三： 微屈膝下蹲；同时，两掌向外展开至两掌心间距与掌心至肚脐距离相等，两臂成圆形，并口吐"呼"字音；目视前下方（图34、图34侧）。

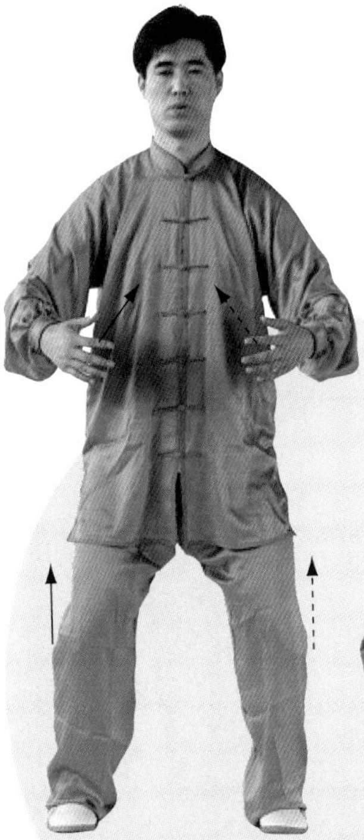

图34

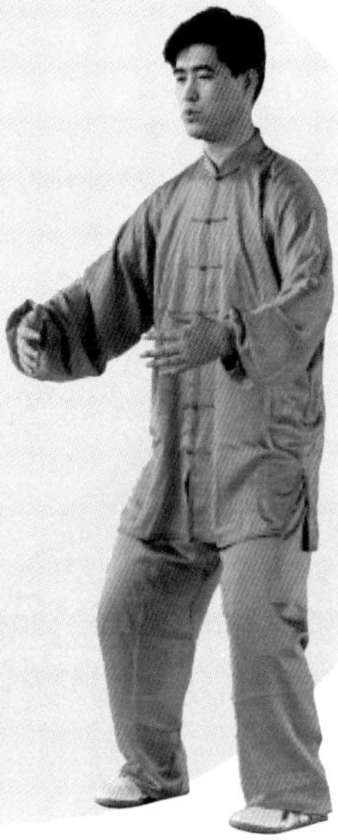

图34 侧

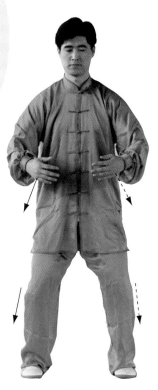

动作四： 两膝缓缓伸直；同时，两掌缓缓向肚脐方向合拢（图35）。

重复三至四动5遍。本式共吐"呼"字音6次。

图35

动作要点

1. "呼"字吐气法："呼"音 h ū，为喉音，发声吐气时，舌两侧上卷，口唇撮圆，气从喉出后，在口腔中形成一股中间气流，经撮圆的口唇呼出体外（图36）。

2. 两掌向肚脐方向收拢时吸气，两掌向外展开时口吐"呼"字音。

易犯错误

两掌外开时挺腰凸腹。

纠正方法

两掌外开时，身体后坐，臂掌外撑，手腰运动方向相反。

功理与作用

1. 中医认为，"呼"字诀与脾脏相应。口吐"呼"字具有泄出脾胃之浊气、调理脾胃功能的作用。

2. 通过两掌与肚脐之间的开合，外导内行，使整个腹腔形成较大幅度的舒缩运动，具有促进肠胃蠕动、健脾和胃、消食导滞的作用。

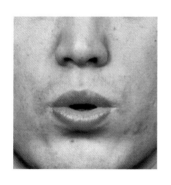 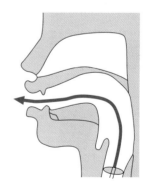

呼字诀口型示意图

图36

第四式 呬（sī）字诀

动作一： 接上式（如图34）。两掌自然下落，掌心向上，十指相对；目视前下方（图37）。

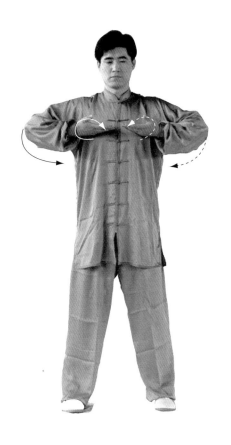

图38

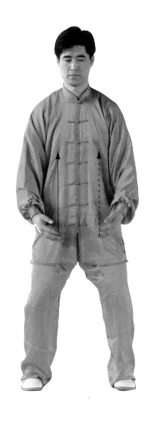

图37

动作二： 两膝缓缓伸直；同时，两掌缓缓向上托至胸前，约与两乳同高；目视前下方（图38）。

动作三：两肘下落，夹肋，两手顺势立掌于肩前，掌心相对，指尖向上（图39、图39侧）。两肩胛骨向

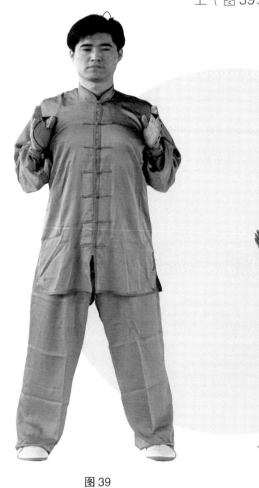

图39

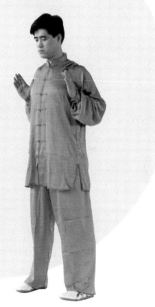

图39侧

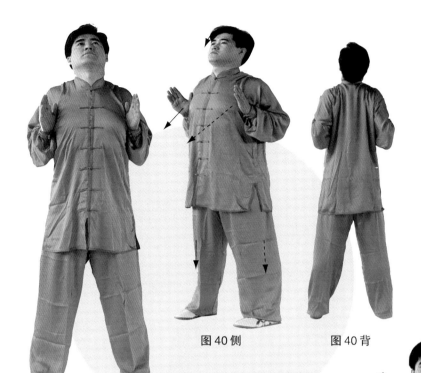

图 40 侧　　　　图 40 背

图 40

脊柱靠拢，展肩扩胸，藏头缩项；目视
前斜上方（图 40、图 40 侧、图 40 背）。

动作四：微屈膝下蹲；同时，松
肩伸项，两掌缓缓向前平推逐渐转
成掌心向前亮掌，同时口吐"呬"字
音；目视前方（图 41、图 42）。

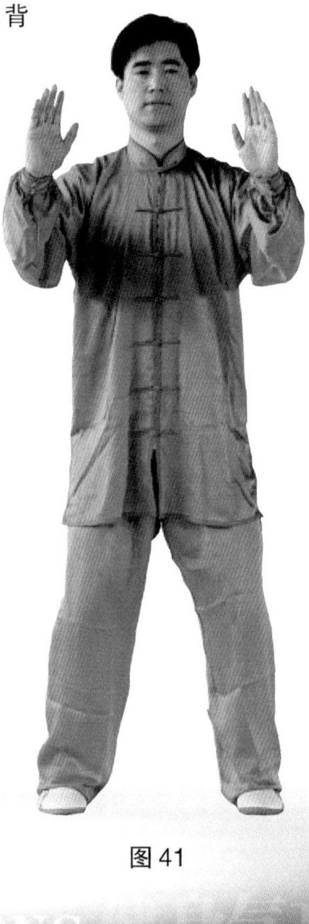

图 41

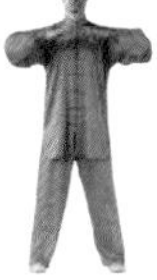

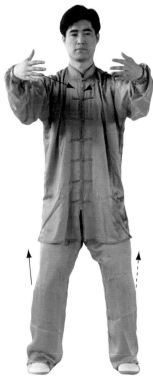

图 44

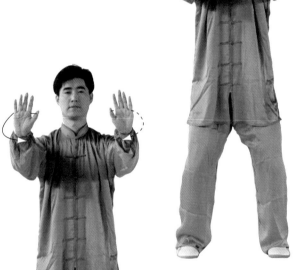

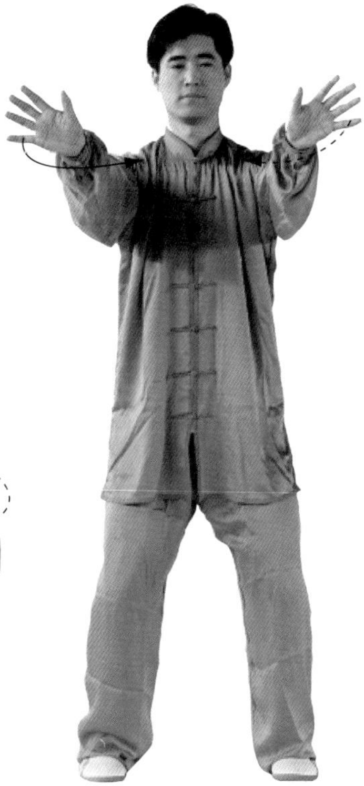

图 43

图 42

动作五: 两掌外旋腕,转至掌心
向内,指尖相对,约与肩宽 (图43、
图 44)。

动作六: 两膝缓缓伸直; 同时屈肘, 两掌缓缓收拢至胸前约10厘米, 指尖相对; 目视前下方 (图45)。

　　动作七: 两肘下落, 夹肋, 两手顺势立掌于肩前, 掌心相对, 指尖向上 (图46、图46侧)。两肩胛骨向脊

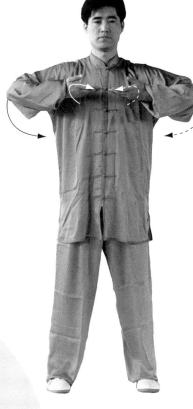

图45

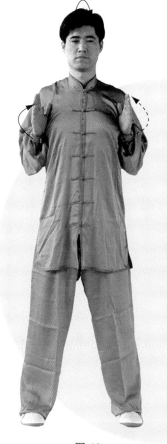

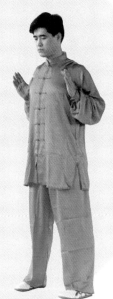

图46　　　　　　图46侧

柱靠拢，展肩扩胸，藏头缩项；
目视斜前上方（图47、图47侧、
图47背）。

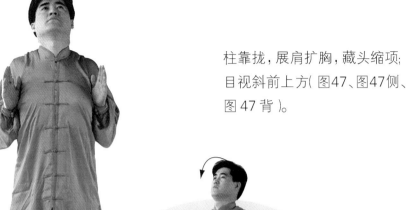

图 47

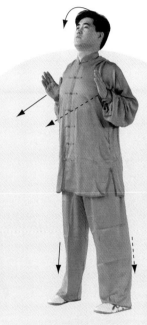

图 47 侧

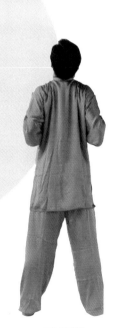

图 47 背

动作八：微屈膝下蹲；同时，松肩伸项，两掌缓缓向前平推逐渐转成掌心向前，并口吐"呬"字音；目视前方（图48、图49）。

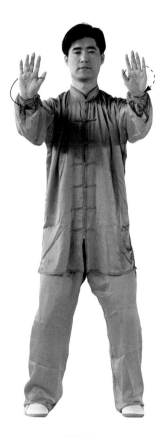

图 49

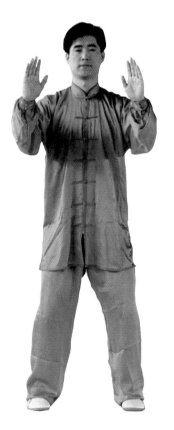

图 48

JIAN SHEN QI GONG 健身气功

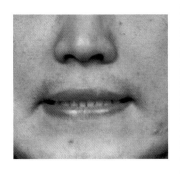

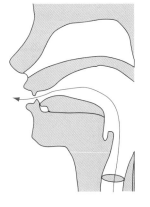

呬字诀口型示意图

图 50

重复五至八动4遍。本式共吐"呬"字音 6 次。

动作要点

1. "呬"字吐气法："呬"字音 sī，为齿音。发声吐气时，上下门牙对齐，留有狭缝，舌尖轻抵下齿，气从齿间呼出体外（图50）。

2. 推掌时，呼气，口吐"呬"字音；两掌外旋腕，指尖相对，缓缓收拢时鼻吸气。

易犯错误

1. 立掌、展肩扩胸、藏头缩项同时完成。

2. 藏头缩项时头后仰。

纠正方法

1. 先立掌肩前，后展肩扩胸，再藏头缩项。以上动作要依次完成。

2. 藏头缩项时，下颏略内收。

功理与作用

1. 中医认为，"呬"字诀与肺相应。口吐"呬"字具有泄出肺之浊气、调理肺脏功能的作用。

2. 通过展肩扩胸、藏头缩项的锻炼，使吸入的大自然之清气布满胸腔，同时小腹内收，使丹田之气也上升到胸中。先天、后天二气在胸中会合，具有锻炼肺的呼吸功能，促进气血在肺内的充分融和与气体交换的作用。

3. 立掌展肩与松肩推掌，可以刺激颈项、肩背部周围的穴位，并能有效地解除颈、肩、背部的肌肉和关节疲劳，防治颈椎病、肩周炎和背部肌肉劳损等病症。

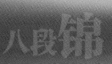

第五式 吹（chuī）字诀

动作一： 接上式（如图49）。两掌前推，随后松腕伸掌，指尖向前，掌心向下（图51）。

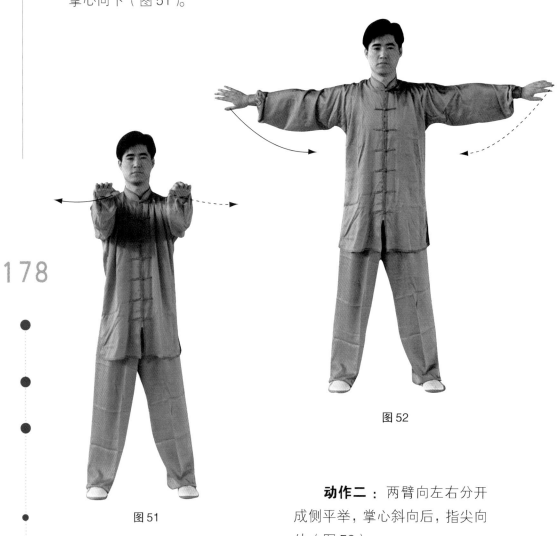

图52

图51

动作二： 两臂向左右分开成侧平举，掌心斜向后，指尖向外（图52）。

动作三：两臂内旋，两掌向后划弧至腰部，掌心轻贴腰眼，指尖斜向下；目视前下方（图53、图53背、图54、图54背）。

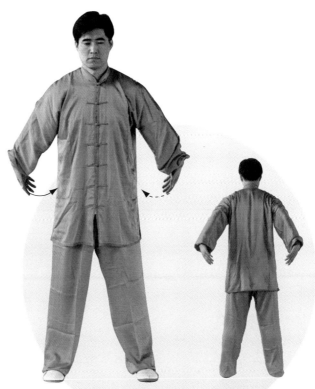

图 53

图 53 背

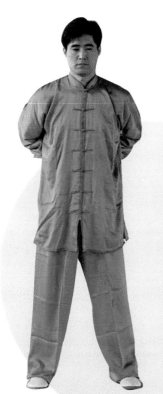

图 54

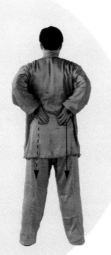

图 54 背

动作四：微屈膝下蹲；同时，两掌向下沿腰骶、两大腿外侧下滑，后屈肘提臂环抱于腹前，掌心向内，指尖相对，约与脐平；目视前下方（图55、图55背、图56、图56背、图57）。两掌从腰部下滑时，口吐"吹"字音。

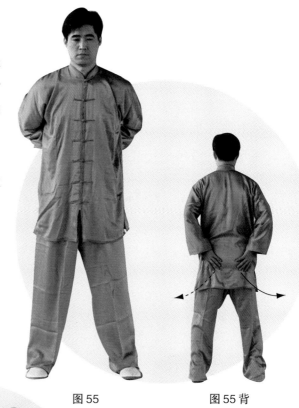

图 55　　　　　　图 55 背

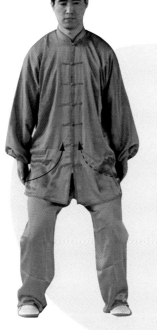

图 56　　　　　　图 56 背

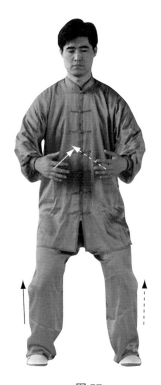

图 57

动作五：两膝缓缓伸直；同时，两掌缓缓收回，轻抚腹部，指尖斜向下，虎口相对；目视前下方（图 58）。

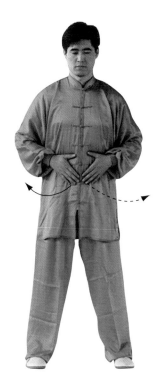

图 58

动作六：两掌沿带脉向后摩运（图 59）。

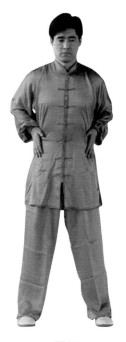

图 59

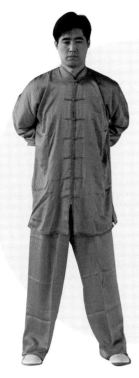
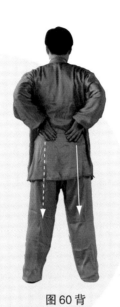

动作七：两掌至后腰部，掌心轻贴腰眼，指尖斜向下；目视前下方（图60、图60背）。

图60背

182

图60

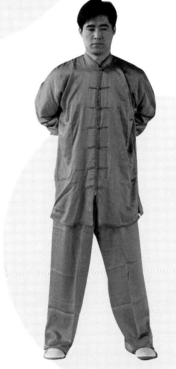
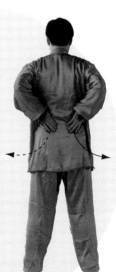

图61　　　　　　　图61背

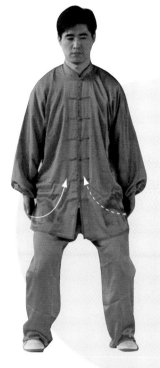

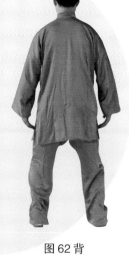

图62　　　　　　　图62背

　　动作八：微屈微下蹲；同时，两掌向下沿腰骶、两大腿外侧下滑，后屈肘提臂环抱于腹前，掌心向内，指尖相对，约与脐平；目视前下方（图61、图61背、图62、图62背、图63）。

　　重复五至八动4遍。本式共吐"吹"字音6次。

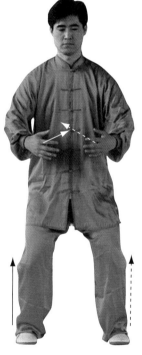

图63

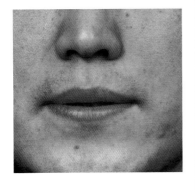

动作要点

1. "吹"字吐气法："吹"字音 chuī，为唇音。发声吐气时，舌体、嘴角后引，槽牙相对，两唇向两侧拉开收紧，气从喉出后，从舌两边绕舌下，经唇间缓缓呼出体外（图64）。

2. 两掌从腰部下滑、环抱于腹前时呼气，口吐"吹"字音；两掌向后收回、横摩至腰时以鼻吸气。

易犯错误

屈膝下蹲，两掌沿腰骶、双腿外侧下滑时，动作僵硬不自然。

纠正方法

自然松垂，体会滑落感。

功理与作用

1. 中医认为，"吹"字诀与肾相应。口吐"吹"字具有泄出肾之浊气、调理肾脏功能的作用。

2. "腰为肾之府"。肾位于腰部脊柱两侧，腰部功能的强弱与肾气的盛衰息息相关。本式动作通过两手对腰腹部的摩按，具有壮腰健肾、增强腰肾功能和预防衰老的作用。

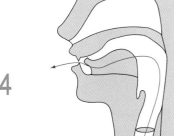

吹字诀口型示意图

图 64

第六式　嘻（ㄒ丨）字诀

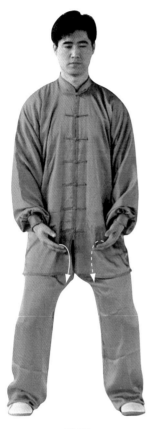

图65

动作一： 接上式（如图63）。
两掌环抱，自然下落于体前；目视
前下方（图65）。两掌内旋外翻，
掌背相对，掌心向外，指尖向下；
目视两掌（图66）。

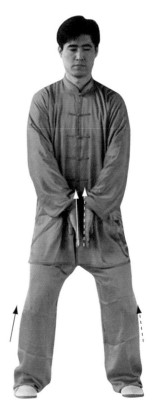

图66

动作二：两膝缓缓伸直；同时，提肘带手，经体前上提至胸（图67）。随后，两手继续上提至面前，分掌、外开、上举，两臂成弧形，掌心斜向上；目视前上方（图68）。

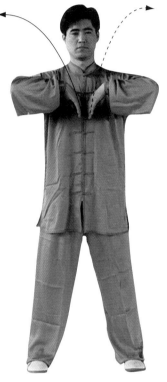

图67

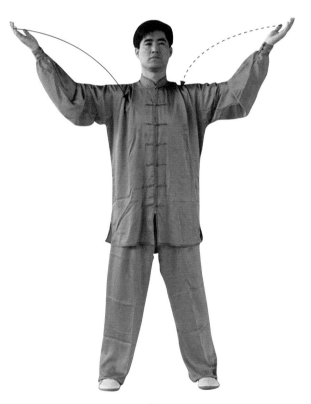

图68

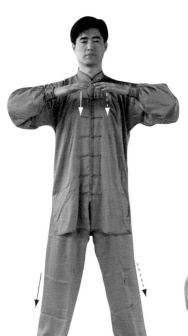

图 69

动作三: 屈肘，两手经面部前回收至胸前，约与肩同高，指尖相对，掌心向下；目视前下方（图69）。然后，微屈膝下蹲；同时，两掌缓缓下按至肚脐前（图70）。

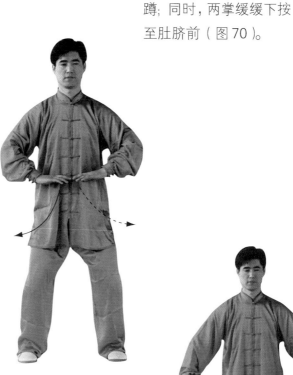

图 70

动作四: 两掌继续向下、向左右外分至左右髋旁约15厘米处，掌心向外，指尖向下；目视前下方（图71）。从上动两掌下按开始配合口吐"嘻"字音。

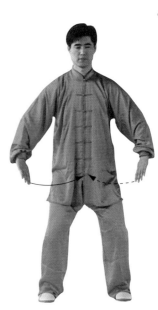

图 71

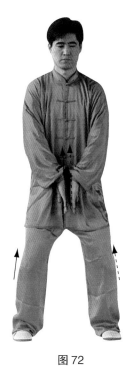

动作五：两掌掌背相对合于小腹前，掌心向外，指尖向下；目视两掌（图72）。

图72

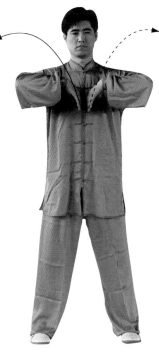

图73

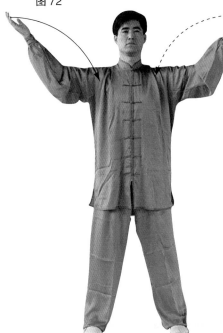

图74

动作六：两膝缓缓伸直；同时，提肘带手，经体前上提至胸（图73）。随后，两手继续上提至面前，分掌、外开、上举，两臂成弧形，掌心斜向上；目视前上方（图74）。

动作七：屈肘，两手经面部前回收至胸前，约与肩同高，指尖相对，掌心向下；目视前下方（图75）。然后微屈膝下蹲；同时两掌缓缓下按至肚脐前，目视前下方（图76）。

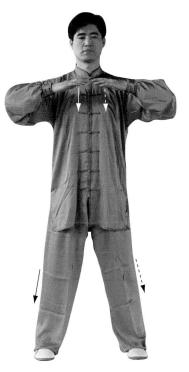

图 75

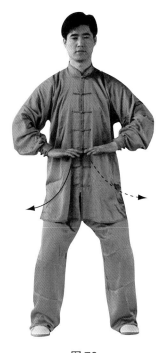

图 76

动作八：两掌顺势外开至髋旁约15厘米，掌心向外，指尖向下；目视前下方（图77）。从上动两掌下按开始配合口吐"嘻"字音。

重复五至八动4遍。本式共吐"嘻"字音6次。

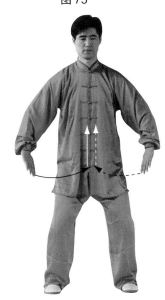

图 77

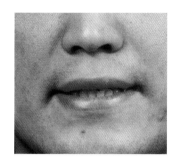

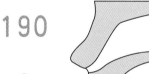

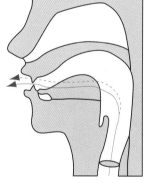

嘻字诀口型示意图

图 78

动作要点

1. "嘻"字吐气法: "嘻"字音 xī，为牙音，发声吐气时，舌尖轻抵下齿，嘴角略后引并上翘，槽牙上下轻轻咬合，呼气时使气从槽牙边的空隙中经过呼出体外（图 78）。

2. 提肘、分掌、向外展开、上举时鼻吸气，两掌从胸前下按、松垂、外开时呼气，口吐"嘻"字音。

易犯错误

接"吹"字诀两臂前摆两掌自然垂落时，直膝起身。

纠正方法

两掌自然垂落时，保持屈膝姿势。

功理与作用

1. 中医认为，"嘻"字诀与少阳三焦之气相应。口吐"嘻"字有疏通少阳经脉、调和全身气机的作用。

2. 通过提手、分掌、外开、上举和内合、下按、松垂、外开，分别可以起到升开与肃降全身气机的作用。二者相反相成，共同达到调和全身气血的功效。

收势

动作一：接上式（如图77）。两手外旋内翻，转掌心向内（图79），缓缓抱于腹前，虎口交叉相握，轻覆肚脐；同时两膝缓缓伸直；目视前下方；静养片刻（图80、图81）。

两掌以肚脐为中心揉腹，顺时针6圈，逆时针6圈。

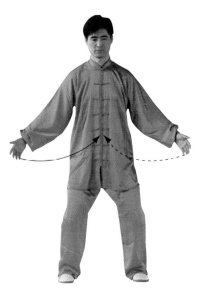

图 79

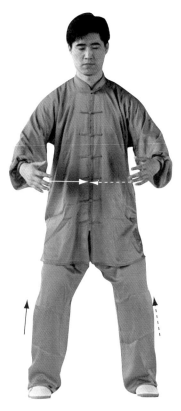

图 80

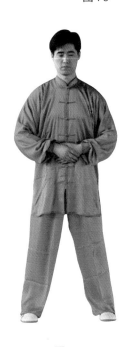

图 81

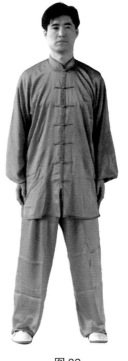

图82

动作二：两掌松开，两臂自然垂于体侧；目视前下方（图82）。

动作要点

形松意静，收气静养。

功理与作用

通过收气静养按揉脐腹，由炼气转为养气，可以达到引气归元的作用，进而使练功者从练功状态恢复到正常状态。

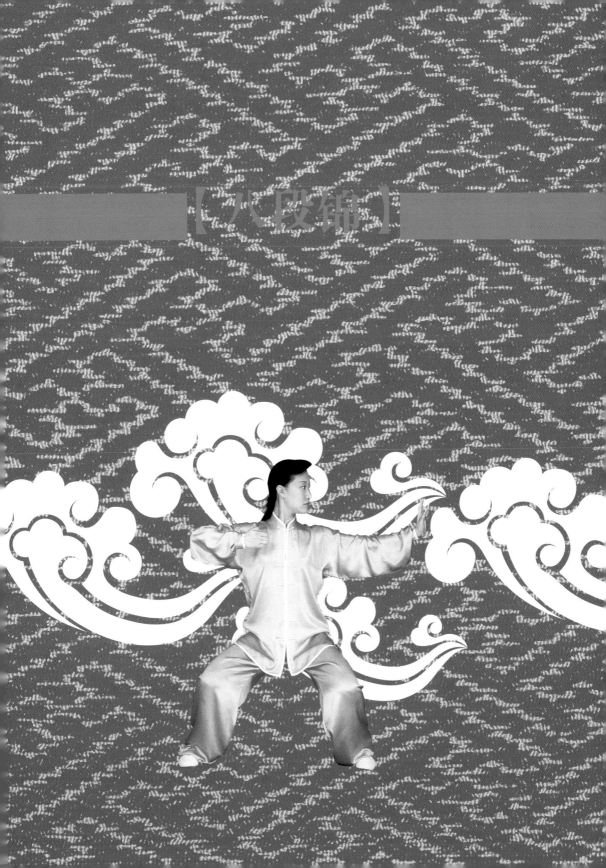
【八段锦】

第一章 "健身气功·八段锦"功法源流

八段锦的"八"字，不是单指段、节和八个动作，而是表示其功法有多种要素，相互制约，相互联系，循环运转。正如明朝高濂在其所著《遵生八笺》中"八段锦导引法"所讲："子后午前做，造化合乾坤。循环次第转，八卦是良因。"[1] "锦"字，是由"金""帛"组成，以表示其精美华贵。除此之外，"锦"字还可理解为单个导引术式的汇集，如丝锦那样连绵不断，是一套完整的健身方法。

八段锦之名，最早出现在南宋洪迈所著《夷坚志》中："政和七年，

李似矩为起居郎……尝以夜半时起坐，嘘吸按摩，行所谓八段锦者。"[2] 说明八段锦在北宋已流传于世，并有坐势和立势之分。

由于立势八段锦更便于群众习练，流传甚广。"健身气功·八段锦"以立势八段锦为蓝本，进行挖掘整理和编创。因此，本书重点对立势八段锦的源流和有关情况进行分析介绍。

立势八段锦在养生文献上首见于南宋曾■著《道枢·众妙篇》："仰掌上举以治三焦者也；左肝右肺如射雕焉；东西独托，所以安其脾胃

---

1 明·高濂：《遵生八笺》，见国家图书馆馆藏本。
2 宋·洪迈：《夷坚志》，见国家图书馆馆藏本。

矣；返复而顾，所以理其伤劳矣；大小朝天，所以通其五脏矣；咽津补气，左右挑其手；摆鳝之尾，所以祛心之疾矣；左右手以攀其足，所以治其腰矣。"[1]但这一时期的八段锦没有定名，其文字也尚未歌诀化。之后，在南宋陈元靓所编《事林广记·修真秘旨》中才定名为"吕真人安乐法"，其文已歌诀化："昂首仰托顺三焦，左肝右肺如射雕；东脾单托兼西胃，五劳回顾七伤调；鳝鱼摆尾通心气，两手搬脚定于腰；大小朝天安五脏，漱津咽纳指双挑。"[2]明清时期，立势八段锦有了很大发展，并得到了广泛传播。清末《新出保身图说·八段锦》首次以"八段锦"为名，并绘有图像，形成了较完整的动作套路。其歌诀为："两手托天理三焦，左右开弓似射雕；调理脾胃须单举，五劳七伤往后瞧；摇头摆尾去心火，背后七颠百病消；攒拳怒目增气力，两手攀足固肾腰。"[3]从此，传统八段锦动作被固定下来。

八段锦在流传中出现了许多流派。例如，清朝山阴娄杰述八段锦立功，其歌诀为："手把碧天擎，雕弓左右鸣；鼎凭单臂举，剑向半肩横；擒纵如猿捷，威严似虎狞；更同飞燕急，立马告功成。"[4]另外，还有《易筋经外经图说·外壮练力奇验图》（清·佚名）、《八段锦体操图（12式）》等。这类八段锦都出于释门，僧人将其作为健身养生的方法和武术基本功来练习。

总的来看，八段锦被分为南北两派。行功时动作柔和，多采用站式

1 宋·曾慥《道枢·众妙篇》，见国家图书馆馆藏本。
2 宋·陈元靓：《事林广记·修真秘旨》，见国家图书馆馆藏本。
3 《新出保身图说·八段锦》，见国家图书馆馆藏本。
4 清·山阴娄杰：《八段锦坐立功图诀》，见国家图书馆馆藏本。

动作的，被称为南派，伪托梁世昌所传；动作多马步，以刚为主的，被称为北派，附会为岳飞所传。从文献和动作上考察，不论是南派还是北派，都同出一源。其中附会的传人无文字可考证。

八段锦究竟为何人、何时所创，尚无定论。但从湖南长沙马王堆三号墓出土的《导引图》可以看到，至少有4幅图势与八段锦图势中的"调理脾胃须单举""双手攀足固肾腰""左右开弓似射雕""背后七颠百病消"相似[1]。另外，从南北朝时期陶弘景所辑录的《养性延命录》中也可以看到类似的动作图势[2]。例如，"狼距鸱顾，左右自摇曳"与"五劳七伤往后瞧"动作相似；"顿踵三还"与"背后七颠百病消"动作相似；"左右挽弓势"基本与"左右开弓似射雕"动作相同；"左右单托天势"基本与"调理脾胃须

单举"动作相同；"两手前筑势"基本与"攒拳怒目增气力"动作相同。这些都说明，八段锦与《导引图》以及《养性延命录》有一定关系。

新中国成立后，党和政府对民族传统体育项目非常重视。20世纪50年代后期，人民体育出版社先后出版了唐豪、马凤阁等人编著的《八段锦》，后又组织编写小组对传统八段锦进行了挖掘整理。由于政府的重视，习练八段锦的群众逐年增多。到20世纪70年代末80年代初，八段锦作为民族传统体育项目开始进入我国大专院校课程。这些都极大地促进了八段锦理论的发展，丰富了八段锦的内涵。

通过对大量文献史料的查阅、考证，有以下基本认识：

1. 传统八段锦流传年代应早于宋代，在明清时期有了较大发展。

---

1 《新出保身图说·八段锦》，见国家图书馆馆藏本。
2 南北朝·陶弘景：《养性延命录》。

2. 传统八段锦创编人尚无定论，可以说八段锦是历代养生家和习练者共同创造的知识财富。

3. 清末以前的八段锦主要是一种以肢体运动为主的导引术。

4. 八段锦无论是南派、北派或是文武不同练法，都同出一源，在流传中相互渗透，逐渐趋向一致。

"健身气功·八段锦"功法特点

"健身气功·八段锦"的运动强度和动作的编排次序符合运动学和生理学规律,属于有氧运动,安全可靠。整套功法增加了预备势和收势,使套路更加完整规范。功法动作特点主要体现在以下几个方面。

一、柔和缓慢,圆活连贯

柔和,是指习练时动作不僵不拘,轻松自如,舒展大方。缓慢,是指习练时身体重心平稳,虚实分明,轻飘徐缓。圆活,是指动作路线带有弧形,不起棱角,不直来直往,符合人体各关节自然弯曲的状态。它是以腰脊为轴带动四肢运动,上下

相随,节节贯穿。连贯,是要求动作的虚实变化和姿势的转换衔接,无停顿断续之处。既像行云流水连绵不断,又如春蚕吐丝相连无间,使人神清气爽,体态安详,从而达到疏通经络、畅通气血和强身健体的效果。

二、松紧结合,动静相兼

松,是指习练时肌肉、关节以及中枢神经系统、内脏器官的放松。在意识的主动支配下,逐步达到呼吸柔和、心静体松,同时松而不懈,保持正确的姿态,并将这种放松程度不断加深。紧,是指习练中适当用

力，且缓慢进行，主要体现在前一动作的结束与下一动作的开始之前。"健身气功·八段锦"中的"双手托天理三焦"的上托、"左右弯弓似射雕"的马步拉弓、"调理脾胃须单举"的上举、"五劳七伤往后瞧"的转头旋臂、"攒拳怒目增气力"的冲拳与抓握、"背后七颠百病消"的脚趾抓地与提肛等，都体现了这一点。紧，在动作中只在一瞬间，而放松须贯穿动作的始终。松紧配合得适度，有助于平衡阴阳、疏通经络、分解粘滞、滑利关节、活血化淤、强筋壮骨、增强体质。

本功法中的动与静主要是指身体动作的外在表现。动，就是在意念的引导下，动作轻灵活泼、节节贯穿、舒适自然。静，是指在动作的节分处做到沉稳，特别是在前面所讲八个动作的缓慢用力之处，在外观上看略有停顿之感，但内劲没有停，肌肉继续用力，保持牵引抻拉。适当的用力和延长作用时间，能够使相应的部位受到一定的强度刺激，有助于提高锻炼效果。

三、神与形合，气寓其中

神，是指人体的精神状态和正常的意识活动，以及在意识支配下的形体表现。"神为形之主，形乃神之宅"。神与形是相互联系、相互促进的整体。本功法每势动作以及动作之间充满了对称与和谐，体现出内实精神、外示安逸，虚实相生、刚柔相济，做到了意动形随、神形兼备。

气寓其中，是指通过精神的修养和形体的锻炼，促进真气在体内的运行，以达到强身健体的功效。习练本功法时，呼吸应顺畅，不可强吸硬呼。

易筋经　　五禽戏

八段锦　　　　　六字诀

第二章

"健身气功·八段锦"习练要领

一、松静自然

松静自然，是练功的基本要领，也是最根本的法则。松，是指精神与形体两方面的放松。精神的放松，主要是解除心理和生理上的紧张状态；形体上的放松，是指关节、肌肉及脏腑的放松。放松是由内到外、由浅到深的锻炼过程，使形体、呼吸、意念轻松舒适无紧张之感。静，是指思想和情绪要平稳安宁，排除一切杂念。放松与入静是相辅相成的，入静可以促进放松，而放松又有助于入静，二者缺一不可。

自然，是指形体、呼吸、意念都要顺其自然。具体来说，形体自然，

要合于法，一动一势要准确规范；呼吸自然，要莫忘莫助，不能强吸硬呼；意念自然，要"似守非守，绵绵若存"，过于用意会造成气滞血淤，导致精神紧张。需要指出的是，这里的"自然"决不能理解为"听其自然""任其自然"，而是指"道法自然"，需要习练者在练功过程中仔细体会，逐步把握。

二、准确灵活

准确，主要是指练功时的姿势与方法要正确，合乎规格。在学习初始阶段，基本身形的锻炼最为重要。本功法的基本身形，通过功法的预备势进行站桩锻炼即可，站桩的时

200

间和强度可根据不同人群的不同健康状况灵活掌握。在锻炼身形时，要认真体会身体各部位的要求和要领，克服关节肌肉的酸痛等不良反应，为放松入静创造良好条件，为学习掌握动作打好基础。在学习各式动作时，要对动作的路线、方位、角度、虚实、松紧分辨清楚，做到姿势工整，方法准确。

灵活，是指习练时对动作幅度的大小、姿势的高低、用力的大小、习练的数量、意念的运用、呼吸的调整等，都要根据自身情况灵活掌握，特别是对老年人群和体弱者，更要注意。

三、练养相兼

练，是指形体运动、呼吸调整与心理调节有机结合的锻炼过程。养，是通过上述练习，身体出现的轻松舒适、呼吸柔和、意守绵绵的静养状态。习练本功法，在求动作姿势工整、方法准确的同时，要根

据自己的身体情况，调整好姿势的高低和用力的大小，对有难度的动作，一时做不好的，可逐步完成。对于呼吸的调节，可在学习动作期间采取自然呼吸，待动作熟练后再结合动作的升降、开合与自己的呼吸频率有意识地进行锻炼，最后达到"不调而自调"的效果。对于意念的把握，在初学阶段重点应放在注意动作的规格和要点上，动作熟练后要遵循似守非守，绵绵若存的原则进行练习。

练与养，是相互并存的，不可截然分开，应做到"练中有养""养中有练"。特别要合理安排练习的时间、数量，把握好强度，处理好"意""气""形"三者的关系。从广义上讲，练养相兼与日常生活也有着密切的关系。能做到"饮食有节、起居有常"，保持积极向上的乐观情绪，将有助于提高练功效果，增进身心健康。

四、循序渐进

"健身气功·八段锦"对于初学者来说有一定的学习难度和运动强度。因此，在初学阶段，习练者首先要克服由于练功而给身体带来的不适，如肌肉关节酸痛、动作僵硬；紧张、手脚配合不协调、顾此失彼等。只有经过一段时间和数量的习练，才会做到姿势逐渐工整，方法逐步准确，动作的连贯性与控制能力得到提高，对动作要领的体会不断加深，对动作细节更加注意，等等。

在初学阶段，本功法要求习练者采取自然呼吸方法。待动作熟练后，逐步对呼吸提出要求，习练者可采用练功时的常用方法——腹式呼吸。在掌握呼吸方法后，开始注意同动作进行配合。这其中也存在适应和锻炼的过程，不可急于求成。最后，逐渐达到动作、呼吸、意念的有机结合。

由于练功者体质状况及对功法的掌握与习练上存在差异，其练功效果不尽相同。良好的练功效果是在科学练功方法的指导下，随着时间和习练数量的积累而逐步达到的。因此，习练者不要"三天打鱼，两天晒网"，应持之以恒，循序渐进，合理安排好运动量。

第四章

"健身气功·八段锦"动作说明

第一节　手型、步型

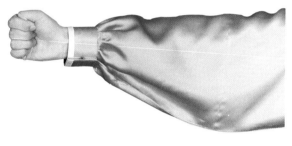

图1

一、基本手型

拳

　　大拇指抵掐无名指根节内侧，其余四指屈拢收于掌心（即握固，图1）。

易筋经　　　　五禽戏

八段锦　　　　　　六字诀

掌

掌一：五指微屈，稍分开，掌心微含（图 2）。

掌二：拇指与食指竖直分开成八字状，其余三指第一、二指节屈收，掌心微含（图 3）。

爪

五指并拢，大拇指第一指节，其余四指第一、二指节屈收扣紧，手腕伸直（图 4）。

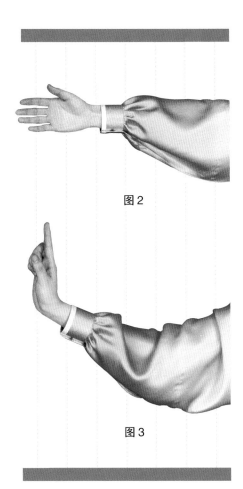

图 2

图 3

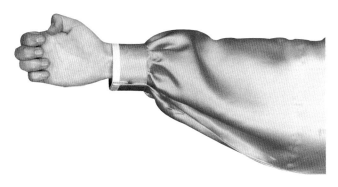

图 4

二、基本步型

马 步

开步站立，两脚间距约为本人脚长的 2~3 倍，屈膝半蹲，大腿略高于水平（图 5）。

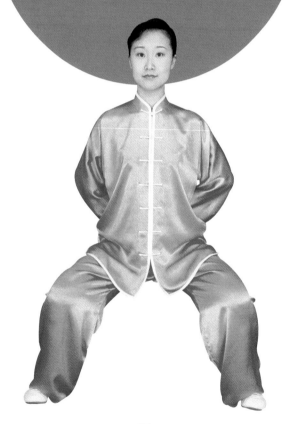

图 5

五禽戏

第二节　动作图解

预备势

动作一：两脚并步站立；两臂自然垂于体侧；身体中正，目视前方（图6）。

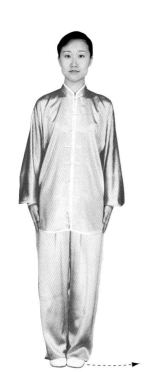

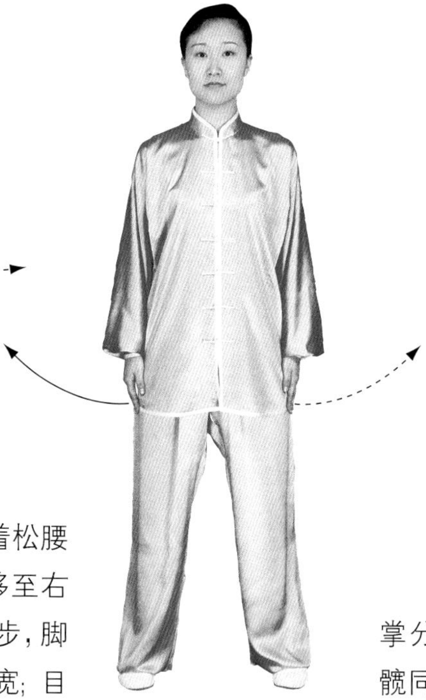

图6

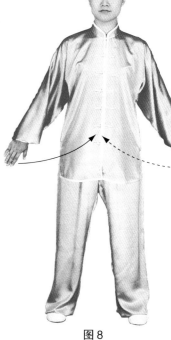

图8

动作二：随着松腰沉髋，身体重心移至右腿；左脚向左侧开步，脚尖朝前，约与肩同宽；目视前方（图7）。

图7

动作三：两臂内旋，两掌分别向两侧摆起，约与髋同高，掌心向后；目视前方（图8）。

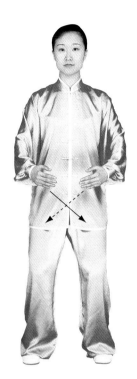

图9

动作四：上动不停。两腿膝关节稍屈；同时，两臂外旋，向前合抱于腹前呈圆弧形，与脐同高，掌心向内，两掌指间距约10厘米；目视前方（图9）。

动作要点

1. 头向上顶，下颏微收，舌抵上腭，双唇轻闭；沉肩坠肘，腋下虚掩；胸部宽舒，腹部松沉；收髋敛臀，上体中正。

2. 呼吸徐缓，气沉丹田，调息6~9次。

易犯错误

1. 抱球时，大拇指上翘，其余四指斜向地面。

2. 塌腰，跪腿，八字脚。

纠正方法

1. 沉肩，垂肘，指尖相对，大拇指放平。

2. 收髋敛臀，命门穴[1]放松；膝关节不超越脚尖，两脚平行站立。

功理与作用

宁静心神，调整呼吸，内安五脏，端正身形，从精神与肢体上做好练功前的准备。

---

1 命门穴：在第十四椎节下间，位于腰部后正中线上，第二腰椎棘突与第三腰椎棘突之间的凹陷处。

第一式　两手托天理三焦

动作一：接上式。两臂外旋微下落，两掌五指分开在腹前交叉，掌心向上；目视前方（图10）。

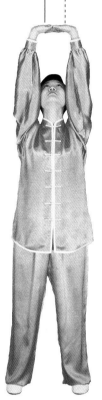

图 11

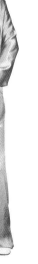

图 10

动作二：上动不停。两腿徐缓挺膝伸直；同时，两掌上托至胸前，随之两臂内旋向上托起，掌心向上；抬头，目视两掌（图11）。

动作三：上动不停。两臂继续上托，肘关节伸直；同时，下颏内收，动作略停；目视前方（图12）。

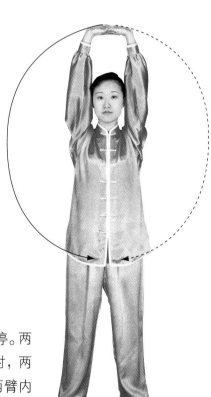

图 12

208

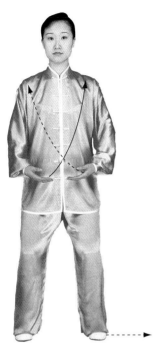

图13

1. 两掌上托要舒胸展体,略有停顿, 保持抻拉。

2. 两掌下落,松腰沉髋,沉肩坠肘,松腕舒指,上体中正。

易犯错误

两掌上托时,抬头不够,继续上举时松懈断劲。

纠正方法

两掌上托,舒胸展体缓慢用力,下颌先向上助力,再内收配合两掌上撑,力在掌根。

功理与作用

1. 通过两手交叉上托,缓慢用力,保持抻拉,可使"三焦"[1]通畅、气血调和。

2. 通过拉长躯干与上肢各关节周围的肌肉、韧带及关节软组织,对防治肩部疾患、预防颈椎病等具有良好的作用。

动作四:身体重心缓缓下降; 两腿膝关节微屈; 同时,十指慢慢分开,两臂分别向身体两侧下落,两掌捧于腹前,掌心向上;目视前方(图13)。

本式托举、下落为1遍,共做6遍。

---

1 三焦:为六腑之一,主要功能为疏通水道与主持气化。其位置是在胸腹之间,胸膈以上为上焦,脐以上为中焦,脐以下为下焦。

第二式 左右开弓似射雕

动作一：接上式。身体重心右移；左脚向左侧开步站立，两腿膝关节自然伸直；同时，两掌向上交叉于胸前，左掌在外，两掌心向内；目视前方（图14）。

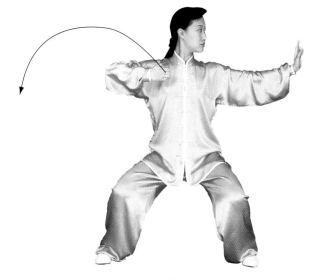

图 15

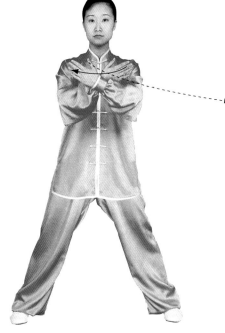

图 14

动作二：上动不停。两腿徐缓屈膝半蹲成马步；同时，右掌屈指成"爪"，向右拉至肩前；左掌成八字掌，左臂内旋，向左侧推出，与肩同高，坐腕，掌心向左，犹如拉弓射箭之势；动作略停；目视左掌方向（图15）。

动作三：身体重心右移；同时，右手五指伸开成掌，向上、向右划弧，与肩同高，指尖朝上，掌心斜向前；左手指伸开成掌，掌心斜向后；目视右掌（图16）。

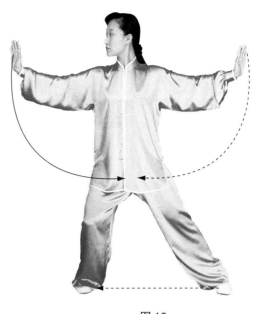

图16

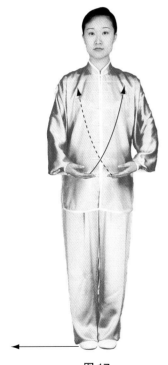

图17

动作四：上动不停。重心继续右移；左脚回收成并步站立；同时，两掌分别由两侧下落，捧于腹前，指尖相对，掌心向上；目视前方（图17）。

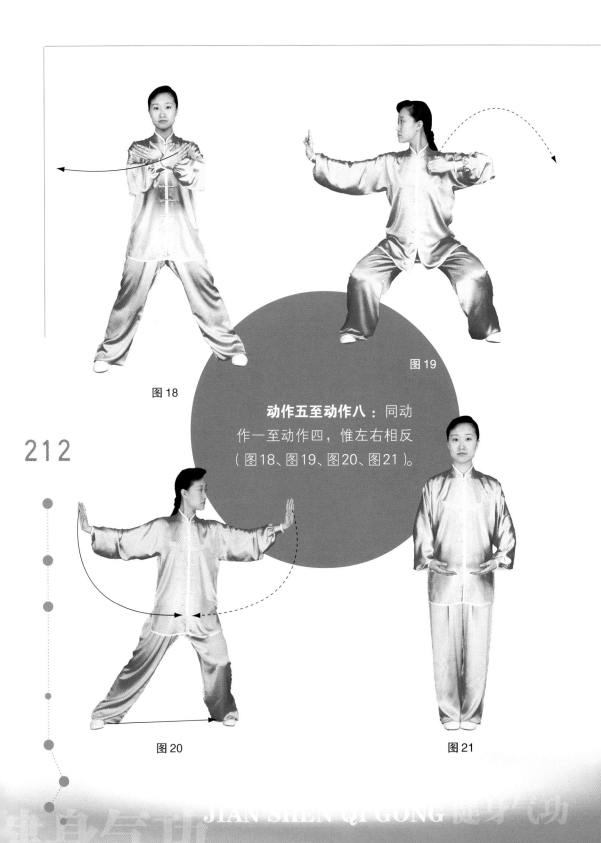

图18

图19

图20

图21

动作五至动作八：同动作一至动作四，惟左右相反（图18、图19、图20、图21）。

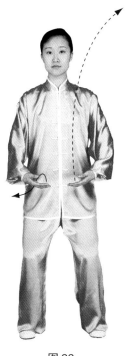

图22

本式一左一右为1遍，共做3遍。

第3遍最后一动时，身体重心继续左移；右脚回收成开步站立，与肩同宽，膝关节微屈；同时，两掌分别由两侧下落，捧于腹前，指尖相对，掌心向上；目视前方（图22）。

动作要点

1. 侧拉之手五指要并拢屈紧，肩臂放平。

2. 八字掌侧撑需沉肩坠肘，屈腕，竖指，掌心涵空。

3. 年老或体弱者可自行调整马步的高度。

易犯错误

端肩，弓腰，八字脚。

纠正方法

沉肩坠肘，上体直立，两脚跟外撑。

功理与作用

1. 展肩扩胸，可刺激督脉[1]和背部俞穴[2]；同时刺激手三阴三阳经等，可调节手太阴肺经等经脉之气。

2. 可有效发展下肢肌肉力量，提高平衡和协调能力；同时，增加前臂和手部肌肉的力量，提高手腕关节及指关节的灵活性。

3. 有利于矫正不良姿势，如驼背及肩内收，很好地预防肩、颈疾病等。

---

1 督脉：奇经八脉之一。起于胞中，下出会阴，经尾闾，沿脊柱上行，至项后风池穴进入脑内，沿头部正中线经头顶、前额、鼻至龈交穴止。

2 俞穴：即穴位，为各条经脉气血聚会出入、流注的处所。每条经脉的穴位多寡各不相同。俞穴与经络脏腑有密切的关系，当脏腑机能变化时，可通过经脉到俞穴而反映于体表、四肢；同样，外部刺激因素也可通过俞穴、经脉而影响脏腑的功能。

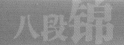

第三式 调理脾胃须单举

动作一：接上式。两腿徐缓挺膝伸直；同时，左掌上托，左臂外旋上穿经面前，随之臂内旋上举至头左上方，肘关节微屈，力达掌根，掌心向上，掌指向右；同时，右掌微上托，随之臂内旋下按至右髋旁，肘关节微屈，力达掌根，掌心向下，掌指向前，动作略停；目视前方（图23）。

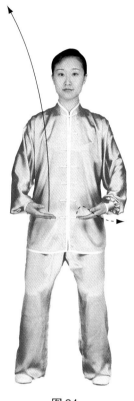

图24

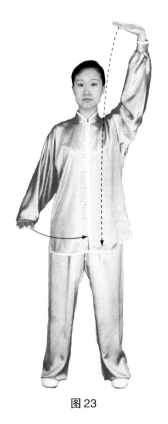

图23

动作二：松腰沉髋，身体重心缓缓下降；两腿膝关节微屈；同时，左臂屈肘外旋，左掌经面前下落于腹前，掌心向上；右臂外旋，右掌向上捧于腹前，两掌指尖相对，相距约10厘米，掌心向上；目视前方（图24）。

动作三、四：同动作一、二,惟左右相反(图25、图26)。

本式一左一右为1遍，共做3遍。

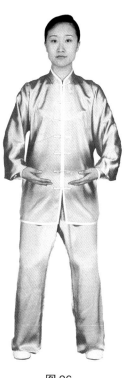

图 26

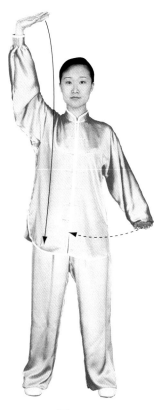

图 25

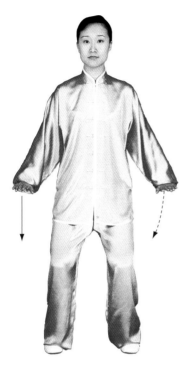

图27

力在掌根，上撑下按，舒胸展体，拔长腰脊。

易犯错误

掌指方向不正，肘关节没有弯曲度，上体不够舒展。

纠正方法

两掌放平，力在掌根，肘关节稍屈，对拉拔长。

功理与作用

1. 通过左右上肢一松一紧的上下对拉（静力牵张），可以牵拉腹腔，对脾胃中焦肝胆起到按摩作用；同时可以刺激位于腹、胸胁部的相关经络以及背部俞穴等，达到调理脾胃（肝胆）和脏腑经络的作用。

2. 可使脊柱内各椎骨间的小关节及小肌肉得到锻炼，从而增强脊柱的灵活性与稳定性，有利于预防和治疗肩、颈疾病等。

第3遍最后一动时，两腿膝关节微屈；同时，右臂屈肘，右掌下按于右髋旁，掌心向下，掌指向前；目视前方（图27）。

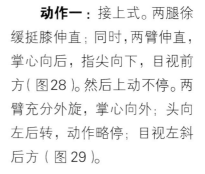

第四式　五劳七伤往后瞧

动作一：接上式。两腿徐缓挺膝伸直；同时，两臂伸直，掌心向后，指尖向下，目视前方（图28）。然后上动不停。两臂充分外旋，掌心向外；头向左后转，动作略停；目视左斜后方（图29）。

图28

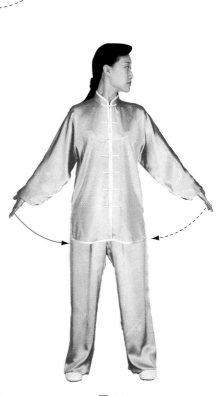

图29

动作二：松腰沉髋，身体重心缓缓下降；两腿膝关节微屈；同时，两臂内旋按于髋旁，掌心向下，指尖向前；目视前方（图30）。

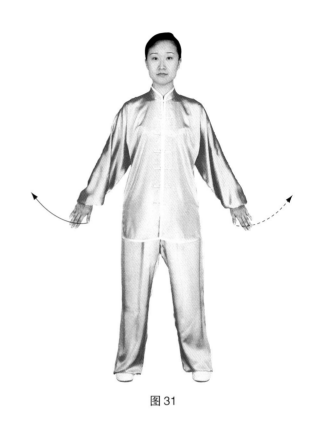

图31

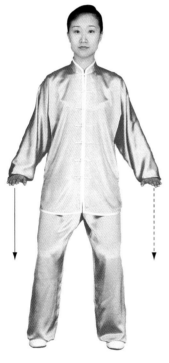

图30

动作三： 同动作一，惟左右相反（图31、图32）。

动作四：同动作二（图33）。

本式一左一右为1遍，共做 3遍。

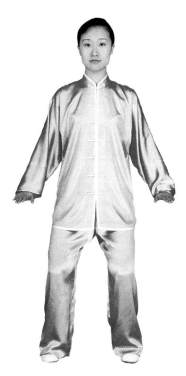

图33

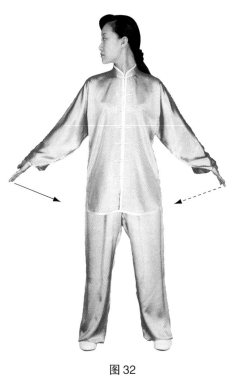

图32

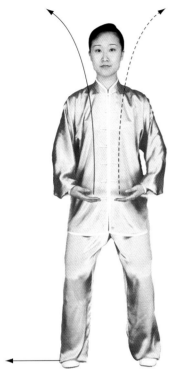

图34

第3遍最后一动时，两腿膝关节微屈；同时，两掌捧于腹前，指尖相对，掌心向上；目视前方（图34）。

动作要点

1. 头向上顶，肩向下沉。

2. 转头不转体，旋臂，两肩后张。

易犯错误

上体后仰，转头与旋臂不充分或转头速度过快。

纠正方法

下颏内收，转头与旋臂幅度宜大，速度均匀。

功理与作用

1. "五劳"指心、肝、脾、肺、肾五脏劳损；"七伤"指喜、怒、悲、忧、恐、惊、思七情伤害。本式动作通过上肢伸直外旋扭转的静力牵张作用，可以扩张牵拉胸腔、腹腔内的脏腑。

2. 本式动作中往后瞧的转头动作，可刺激颈部大椎穴[1]，达到防治"五劳七伤"的目的。

3. 可增加颈部及肩关节周围参与运动肌群的收缩力，增加颈部运动幅度，活动眼肌，预防眼肌疲劳以及肩、颈与背部等疾患。同时，改善颈部及脑部血液循环，有助于解除中枢神经系统疲劳。

---

1 大椎穴：位于背上部，第一胸椎棘突之上与第七颈椎棘突之间的凹陷处。

第五式　摇头摆尾去心火

动作一：接上式。身体重心左移；右脚向右开步站立，两腿膝关节自然伸直；同时，两掌上托与胸同高时，两臂内旋，两掌继续上托至头上方，肘关节微屈，掌心向上，指尖相对；目视前方（图35）。

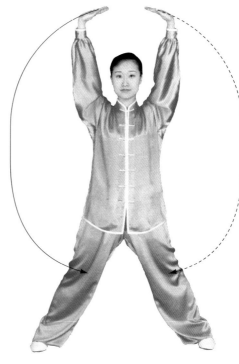

图 35

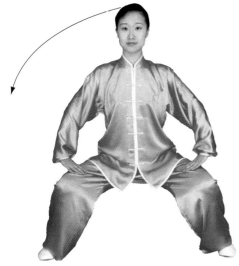

图 36

动作二：上动不停。两腿徐缓屈膝半蹲成马步；同时，两臂向两侧下落，两掌扶于膝关节上方，肘关节微屈，小指侧向前；目视前方（图36）。

动作三：身体重心向上稍升起，而后右移；上体先向右倾，随之俯身；目视右脚（图37）。

动作四：上动不停。身体重心左移；同时，上体由右向前、向左旋转；目视右脚（图38）。

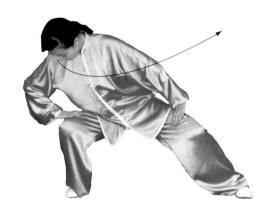

图37

222

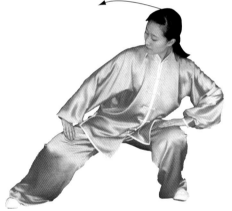

图38

动作五：身体重心右移，成马步；同时，头向后摇，上体立起，随之下颏微收；目视前方（图39）。

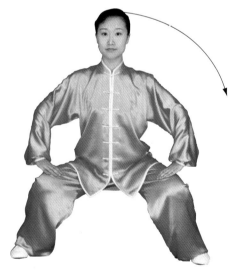

图39

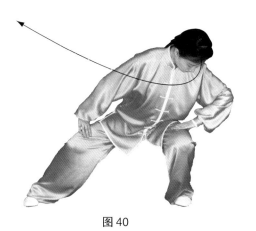

图 40

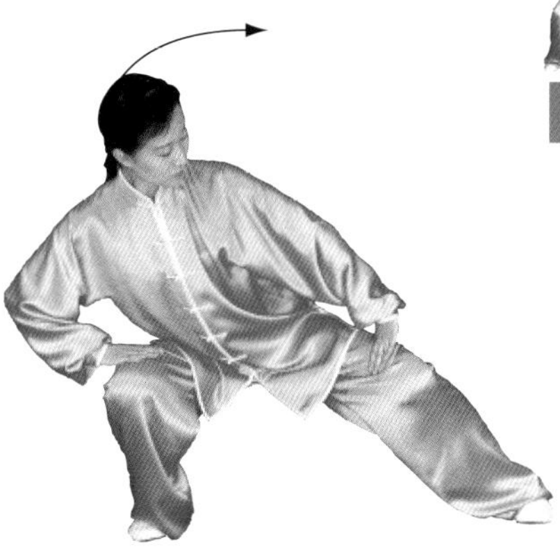

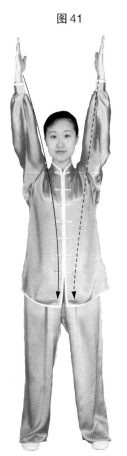

图 41

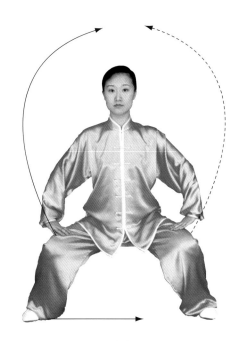

图 42

图 43

动作六至动作八： 同动作三至动作五，惟左右相反（图40、图41、图42）。

本式一左一右为1遍，共做3遍。

做完3遍后，身体重心左移，右脚回收成开

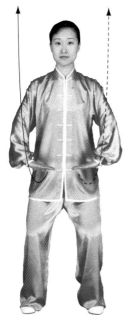

图44

步站立，与肩同宽；同时，两掌向外经两侧上举，掌心相对；目视前方（图43）。随后松腰沉髋，身体重心缓缓下降。两腿膝关节微屈；同时屈肘，两掌经面前下按至腹前，掌心向下，指尖相对；目视前方（图44）。

---

1 尾闾：在尾骶骨末节。

动作要点

1. 马步下蹲要收髋敛臀，上体中正。

2. 摇转时，颈部与尾闾[1]对拉伸长，好似两个轴在相对运转，速度应柔和缓慢，动作圆活连贯。

3. 年老或体弱者要注意动作幅度，不可强求。

易犯错误

1. 摇转时颈部僵直，尾闾摇动不圆活，幅度太小。

2. 前倾过大，使整个上身随之摆动。

纠正方法

1. 上体侧倾与向下俯身时，下颏不要有意内收或上仰，颈椎部肌肉尽量放松伸长。

2. 加大尾闾摆动幅度，应上体左倾尾闾右摆，上体前俯尾闾向后划圆，头不低于水平，使尾闾与颈部对拉拔长，加大旋转幅度。

功理与作用

1. 心火，即心热火旺的病症，属阳热内盛的病机。通过两腿下蹲，摆动尾闾，可刺激脊柱、督脉等；通过摇头，可刺激大椎穴，从而达到疏经泄热的作用，有助于去除心火。

2. 在摇头摆尾过程中，脊柱腰段、颈段大幅度侧屈、环转及回旋，可使整个脊柱的头颈段、腰腹及臀、股部肌群参与收缩，既增加了颈、腰、髋的关节灵活性，也增强了这些部位的肌力。

第六式　两手攀足固肾腰

动作一：接上式。两腿挺膝伸直站立；同时，两掌指尖向前，两臂向前、向上举起，肘关节伸直，掌心向前；目视前方（图45）。

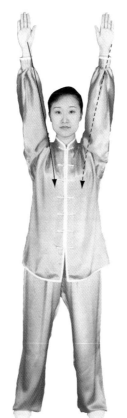

图45

动作三：上动不停。两臂外旋，两掌心向上，随之两掌掌指顺腋下向后插；目视前方（图47）。

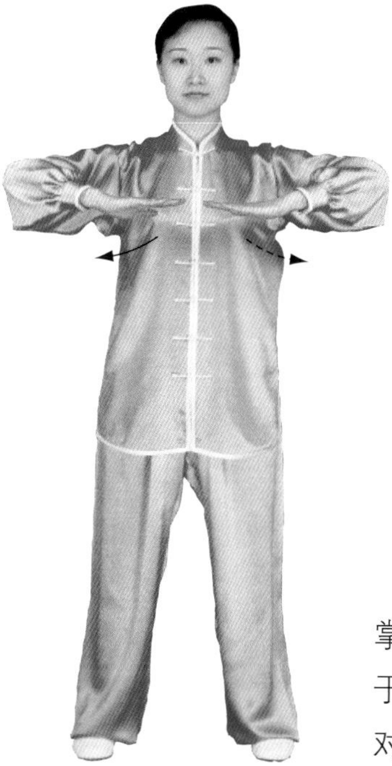

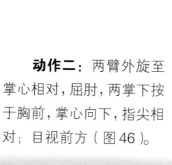

动作二：两臂外旋至掌心相对，屈肘，两掌下按于胸前，掌心向下，指尖相对；目视前方（图46）。

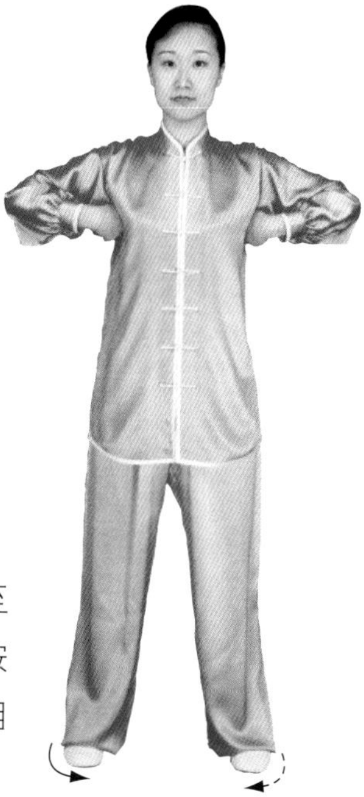

图46

图47

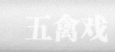

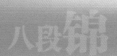

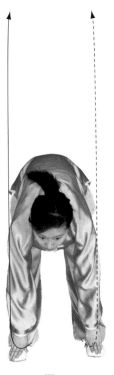

图48

动作四：两掌心向内沿脊柱两侧向下摩运至臀部；随之上体前俯，两掌继续沿腿后向下摩运，经脚两侧置于脚面；抬头，动作略停；目视前下方（图48）。

动作五：两掌沿地面前伸，随之用手臂带动上体起立，两臂伸直上举，掌心向前；目视前方（图49）。

本式一上一下为1遍，共做6遍。

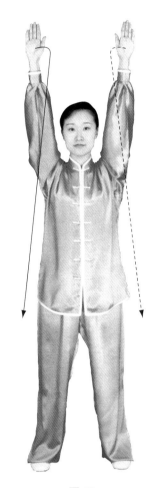

图49

做完6遍后，松腰沉髋，重心缓缓下降；两腿膝关节微屈；同时，两掌向前下按至腹前，掌心向下，指尖向前；目视前方（图50）。

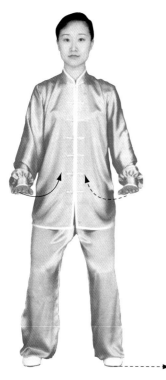

图50

动作要点

1. 反穿摩运要适当用力，至足背时松腰沉肩，两膝挺直，向上起身时手臂主动上举，带动上体立起。

2. 年老或体弱者可根据身体状况自行调整动作幅度，不可强求。

易犯错误

1. 两手向下摩运时低头，膝关节弯曲。

2. 向上起身时，起身在前，举臂在后。

纠正方法

1. 两手向下摩运要抬头，膝关节伸直。

2. 向上起身时要以臂带身。

功理与作用

1. 通过前屈后伸可刺激脊柱、督脉以及命门、阳关[1]、委中[2]等穴，有助于防治生殖泌尿系统方面的慢性病，达到固肾壮腰的作用。

2. 通过脊柱大幅度前屈后伸，可有效发展躯干前、后伸屈脊柱肌群的力量与伸展性，同时对腰部的肾、肾上腺、输尿管等器官有良好的牵拉、按摩作用，可以改善其功能，刺激其活动。

1 阳关：在第十六椎节下间，位于腰部后中正线上，第四与第五腰椎棘突之间的凹陷处。
2 委中：在膝关节部后面，横纹之中点处。

第七式　攒拳怒目增气力

接上式。身体重心右移,左脚向左开步;两腿徐缓屈膝半蹲成马步;同时,两掌握固,抱于腰侧,拳眼朝上;目视前方(图51)。

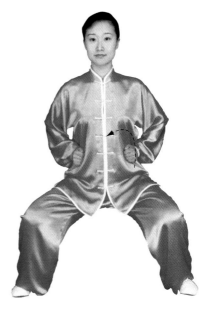

图51

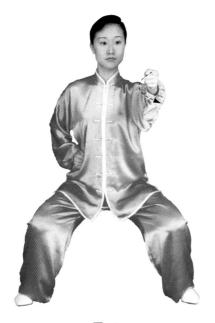

图52

动作一:左拳缓慢用力向前冲出,与肩同高,拳眼朝上;瞪目,视左拳冲出方向(图52)。

动作二：左臂内旋，左拳变掌，虎口朝下；目视左掌（图53）。左臂外旋，肘关节微屈；同时，左掌向左缠绕，变掌心向上后握固；目视左拳（图54）。

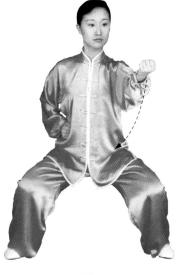

图54

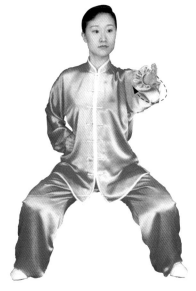

图53

动作三：屈肘，回收左拳至腰侧，拳眼朝上；目视前方（图55）。

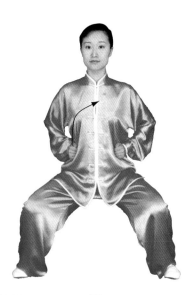

图55

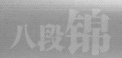

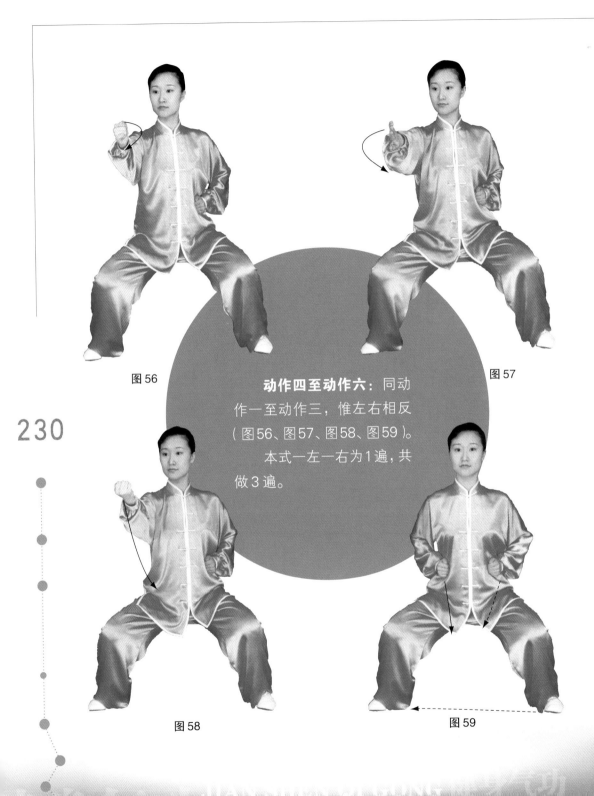

图 56

图 57

动作四至动作六：同动作一至动作三，惟左右相反（图56、图57、图58、图59）。

本式一左一右为1遍，共做3遍。

图 58

图 59

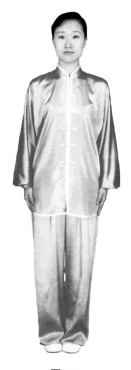

图 60

做完 3 遍后, 身体重心右移, 左脚回收成并步站立; 同时, 两拳变掌, 自然垂于体侧; 目视前方 (图 60)。

动作要点

1. 马步的高低可根据自己的腿部力量灵活掌握。

2. 冲拳时要怒目瞪眼, 注视冲出之拳, 同时脚趾抓地, 拧腰顺肩, 力达拳面; 拳回收时要旋腕, 五指用力抓握。

易犯错误

1. 冲拳时上体前俯, 端肩, 掀肘。

2. 拳回收时旋腕不明显, 抓握无力。

纠正方法

1. 冲拳时头向上顶, 上体立直, 肩部松沉, 肘关节微屈, 前臂贴肋前送, 力达拳面。

2. 拳回收时, 先五指伸直充分旋腕, 再屈指用力抓握。

功理与作用

1. 中医认为, "肝主筋, 开窍于目"。本式中的 "怒目瞪眼" 可刺激肝经, 使肝血充盈, 肝气疏泻, 有强健筋骨的作用。

2. 两腿下蹲十趾抓地、双手攒拳、旋腕、手指逐节强力抓握等动作, 可刺激手、足三阴三阳十二经脉的俞穴和督脉等; 同时, 使全身肌肉、筋脉受到静力牵张刺激, 长期锻炼可使全身筋肉结实, 气力增加。

第八式　背后七颠百病消

动作一：接上式。两脚跟提起；头上顶，动作略停；目视前方（图61）。

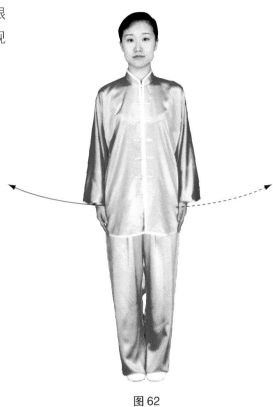

图62

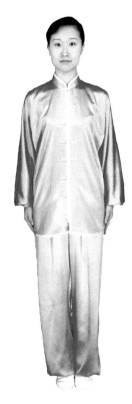

图61

动作二：两脚跟下落，轻震地面；目视前方（图62）。

本式一起一落为1遍，共做7遍。

动作要点

1. 上提时脚趾要抓地，脚跟尽力抬起，两腿并拢，百会穴[1]上顶，略有停顿，要掌握好平衡。

2. 脚跟下落时，咬牙，轻震地面，动作不要过急。

3. 沉肩舒臂，周身放松。

易犯错误

上提时，端肩，身体重心不稳。

纠正方法

五趾抓住地面，两腿并拢，提肛收腹，肩向下沉，百会穴上顶。

功理与作用

1. 脚趾为足三阴、足三阳经交会之处，脚十趾抓地，可刺激足部有关经脉，调节相应脏腑的功能；同时，颠足可刺激脊柱与督脉，使全身脏腑经络气血通畅，阴阳平衡。

2. 颠足而立可发展小腿后部肌群力量，拉长足底肌肉、韧带，提高人体的平衡能力。

3. 落地震动可轻度刺激下肢及脊柱各关节内外结构，并使全身肌肉得到放松复位，有助于解除肌肉紧张。

---

1 百会穴：在前顶后一寸五分，顶中央旋毛中。简易取穴法：两耳尖连线与头部正中线之交点处。

收　势

动作一：接上式。两臂内旋，向两侧摆起，与髋同高，掌心向后；目视前方（图63）。

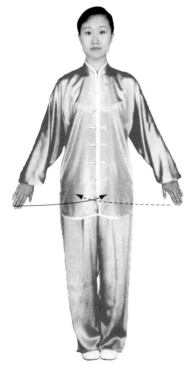

图63

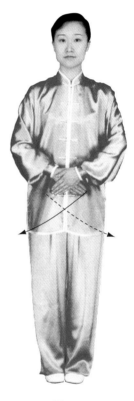

图64

动作二：两臂屈肘，两掌相叠置于丹田处（男性左手在内，女性右手在内）；目视前方（图64）。

动作三：两臂自然下落，两掌轻贴于腿外侧；目视前方（图65）。

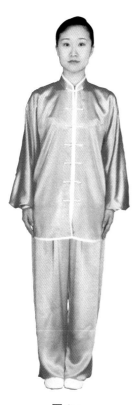

图65

动作要点

体态安详，周身放松，呼吸自然，气沉丹田。

易犯错误

收功随意，动作结束后或心浮气躁，或急于走动。

纠正方法

收功时要心平气和，举止稳重。收功后可适当做一些整理活动，如搓手浴面和肢体放松等。

功理与作用

气息归元，放松肢体肌肉，愉悦心情，进一步巩固练功效果，逐渐恢复到练功前安静时的状态。

附录 穴位示意图

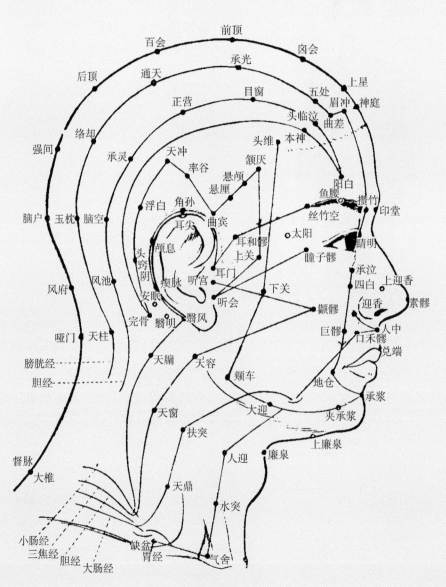

前顶
百会
承光
囟会
后顶
通天
上星
五处
眉冲 神庭
正营
目窗
头临泣 曲差
络却
承灵
本神
头维
阳白
强间
天冲
悬颅 额厌
率谷
悬厘
鱼腰 攒竹
印堂
脑户 玉枕 脑空
浮白 角孙
丝竹空
耳尖
曲鬓
太阳
睛明
头窍阴
颅息
耳和髎
上关
瞳子髎
承泣
风府 风池
瘛脉
听宫 耳门
下关
四白 上迎香
安眠
听会
颧髎 迎香 颧髎
完骨 翳明 翳风
巨髎 口禾髎 人中
哑门 天柱
兑端
膀胱经
天牖 天容
颊车 地仓
承浆
胆经
天窗 大迎 夹承浆
扶突
上廉泉
督脉 大椎
人迎 廉泉
天鼎
水突
小肠经
三焦经 缺盆
胃经 气舍
胆经 大肠经

头面颈部穴示意图

236

素髎
兑端 人中
夹承浆 承浆
人迎 廉泉
水突
缺盆 气舍 天突
云门 气户 俞府 璇玑
中府 库房 彧中 华盖
周荣 屋翳 神藏 紫宫
胸乡 膺窗 灵墟 玉堂
天泉 天溪 天池 乳中 神封 膻中
肺经 心经 食窦 乳根 步廊 中庭
心包络经 鸠尾
期门 不容 幽门 巨阙
承满 通谷 上脘
日月 梁门 阴都 中脘
提胃
腹哀 关门 石关 建里
章门 太乙 商曲 下脘
升胃 滑肉门 水分
带脉 大横 天枢 肓俞 神阙
五枢 腹结 外陵 中注 阴交
16 维道 府舍 大巨 四满 气海
石门
冲门 水道 气穴 关元
14 归来 大赫 中极 提托
横骨 曲骨 子宫
气冲 急脉 (任脉)
12 髀关 14
阴廉
12
胃经 脾经 足五里
肝经 肾经

胸腹部穴(正面)示意图

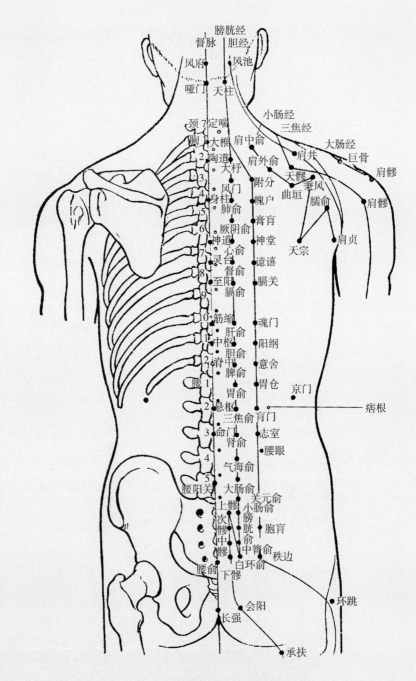

膀胱经
督脉 胆经
风府 风池
哑门 天柱
小肠经
三焦经
颈7定喘 大肠经
胸 大椎 肩中俞 肩井 巨骨
2 陶道 肩外俞 肩髎
3 天柱 附分 天髎 秉风
风门 魄户 曲垣 肩髎
4 身柱 膏肓 臑俞
5 肺俞 肩贞
6 厥阴俞 神堂
神道 心俞 譩譆 天宗
7 灵台 督俞 膈关
8 至阳 膈俞
9 魂门
10 筋缩 肝俞 阳纲
中枢 胆俞 意舍
12 脊中 脾俞 胃仓 京门
腰1 胃俞 肓门 痞根
2 悬枢 志室
三焦俞 命门 肾俞 腰眼
3
4 气海俞
5 大肠俞 关元俞
腰阳关 上髎 小肠 胞肓
次髎 膀胱俞
中髎 中膂俞 秩边
腰俞 白环俞 环跳
下髎 会阳
长强 承扶

肩背腰骶部穴示意图

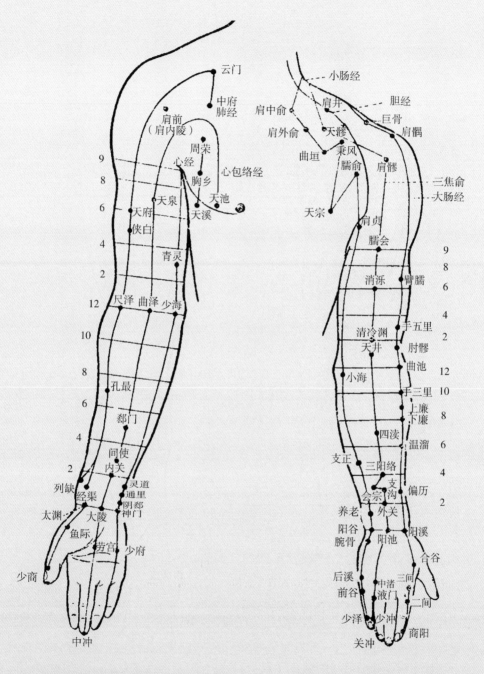

上肢掌侧面穴示意图　　　　　上肢背侧面穴示意图

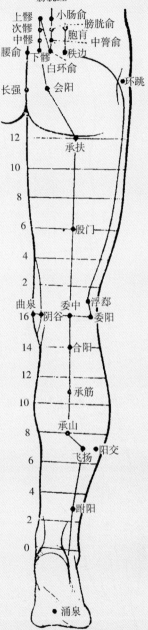

左图：
16 — 胃经
14 — 脾经
胆经
12 — 髀关   肝经 急脉
10   阴廉
8   足五里 10
          风市 箕门 8
6   伏兔
          中渎 6
4   阴市 阴包 4
2   梁丘 血海 2
0   鹤顶 0
膝阳关   内膝眼 14
15   犊鼻 阴陵泉 12
13   阳陵泉 10
胆囊   足三里
11   阑尾 地机
9   上巨虚 8
          丰隆
7   外丘 条口 中都 6
5   下巨虚 蠡沟
          光明 阳辅 4
3   悬钟 2
1   解溪 0
0   丘墟 中封
          足临泣 冲阳
          陷谷 太冲
          地五会 内庭 行间
          侠溪 隐白
          至阴 足窍阴 厉兑 大敦

下肢前外侧面穴及
内侧面穴示意图

右图：
膀胱经
上髎 小肠俞
次髎 膀胱俞
中髎 胞肓 中膂俞
腰俞 下髎 秩边
     白环俞
长强 会阳   环跳
12 — 承扶
10
8
     殷门 6
4
2
曲泉 委中 浮郄
16 阴谷 委阳
14 — 合阳
12 — 承筋
10
8 — 承山
     飞扬 阳交
6
4 — 跗阳
2
0
     涌泉

下肢后面穴示意图